Klaus Oberbeil

Biologisch abnehmen ... macht Spaß

Sämtliche Empfehlungen, Ratschläge, Tipps und Vorschläge in diesem Buch wollen nicht den Rat oder die Empfehlung einer Ärztin oder eines Arztes bzw. einer im Gesundheitswesen professionell tätigen Person oder Behörde ersetzen.
Sie sind nur als Information gedacht und ersetzen in keinem Fall die Konsultation eines Arztes.

Biologisch abnehmen ... macht Spaß

ISBN 978-3-9802389-7-7

Cover Design: Holger Kretschmann
Photos: Inmagine, Daytona
Satz: Fotosatz Kretschmann GmbH, Bad Aibling
Druck und Bindung: DELO tiskarna, Ljubljana, Slowenien

Klaus Oberbeil

Biologisch abnehmen ... ... macht Spaß

Wissenschaftliches Fatburning im Eiltempo

KLAUS OBERBEIL VERLAG

INHALT

RAUS MT DEN SCHWABBELPFUNDEN

Überschüssige Triglyzeride haben in unserem Bauch- oder Hüftgewebe nichts zu suchen, ebenso wenig am Po und in den Oberschenkeln.
Also, raus damit!

Nichts ist leichter als das. Wir selbst brauchen uns dabei gar nicht anzustrengen, sondern wir können diesen Job der Natur in uns überlassen. Genau genommen bestimmten Genen in unseren Erbanlagen, die ihr Gehalt dafür bekommen, uns schlank zu erhalten. Denn die Natur wünscht sich unter allen Umständen, um jeden Preis, dass wir Menschen – ebenso wie alle Tiere – fit, schlank und gesund bleiben. Nur so nämlich werden kerngesunde Chromosomen von Generation zu Generation übertragen und die blühende Vielfalt der Lebewesen auf Erden für alle Zeiten gesichert.

Deshalb hat die Natur so genannte ob-Gene in unsere Chromosomen eingepflanzt. Von englisch: obesity = Fettleibigkeit. Oder – wie manche Wissenschaftler sie nennen – lipolytische Gene. Oder Fatburning-Gene, die unser Organismus ein- und ausschalten kann, mit Hilfe eines mikroskopisch winzigen Kippschalters, von »Fett rein« auf »Fett raus«. Es sind also Gene, die unseren Fetthaushalt regulieren und mit denen wir uns anfreunden sollten. Vor allem dann, wenn wir unnützes Übergewicht mit uns herumschleppen, das wir loswerden wollen.

Was entscheidend ist: Das passive Abnehmen durch Diäten, Kalorien reduzieren, Hungern, Fasten usw. ist tabu. Da hält der Körper nur seine letzten Speckdepots und schließt seine Triglyzeride ein wie Fort Knox seine Goldreserven.

Was zählt, sind naturbelassene Lebensmittel bzw. deren Inhaltsstoffe mit hohem Fatburning Index. Also dynamisches Abspecken durch die lipolytische Power biologischer Nährstoffe. Da schrumpfen Speckpolster von ganz allein – und bis zu 40 Prozent schneller!

SEIT MILLIONEN JAHREN GLEICH

Diese Gene sind nicht neu, die Natur hat sie schon vor rund 400 Millionen Jahren erfunden oder entwickelt, zu einer Zeit, als die ersten Säugetiere entstanden. Sie hat gleichzeitig dafür gesorgt, dass die Arbeit dieser Gene durch Nahrung beeinflusst wird. Durch naturbelassene Nahrung, wie sie z. B. im Boden, auf Bäumen oder Sträuchern wächst. Diese Lebensmittel stellen den Gen-Schalter auf »Fett raus«.

So einfach ist das.

Zu jener Zeit, aber auch noch viel später, gab es ausschließlich biologische Lebensmittel. Die strotzten noch so richtig von Nährstoffen, von Vitaminen, Spurenelementen, Mineralien, Fettsäuren, Eiweißbausteinen (den Aminosäuren). Tomaten, Gurken, Erdbeeren oder Spinat wetteiferten miteinander im Bemühen, möglichst viele Biostoffe anzureichern.

»Äpfel können richtig stolz sein, wenn sie prall und saftig am Ast hängen und jedem der vorbeikommt verkünden, welchen Schatz an Nährstoffen sie gehortet haben«, sagte ein Biologe.

Auch Pfauen sind ja stolz, oder Spechte wegen ihres bunten Gefieders. Genau so wie eine Gebirgsbachforelle wegen ihres bunt-schillernden Schuppenkleids. Oder ein Zebra, weil es ein so hübsch gestreiftes Fell hat.

Und Blumen sind natürlich auch stolz, jede möchte die schönste sein.

Dies alles hat die Natur seit vielen Millionen Jahren so vorgesehen. Denn wenn man hübsch und schlank ist, ist man natürlich attraktiver, wenn es um die Partnersuche, um Fortpflanzung und Arterhaltung geht.

Ganz egal, ob man nun ein Mensch, ein Tier oder eine Pflanze ist.

Deshalb ist es der Natur so wichtig, dass Tiere oder Menschen kein Übergewicht ansetzen, kein überflüssiges Fett. Außer natürlich, es ist ein Baby unterwegs. Das soll ja im Mutterleib gegen Stöße und Püffe geschützt sein.

Die Natur hat es also so eingerichtet, dass naturbelassene Nahrungsmittel nicht nur ernähren und satt machen, sondern auch gleichzeitig gesund und schlank erhalten. Deshalb gab es zu Zeiten der Neandertaler keinen einzigen dicken oder übergewichtigen Menschen. Die Pfirsiche, Kohlrabi oder Spargel von damals waren genau so nährstoffreich wie die, die heute bei uns im biologischen Landbau erzeugt werden.

Dass bei uns heute über 70 Prozent der Männer und über 60 Prozent der Frauen Übergewicht haben, liegt nicht nur am vielen Süßen oder Fettem, sondern vor allem auch an einem Mangel an lipolytischen (Fett fressenden) Substanzen in Obst, Gemüse, Hülsenfrüchten oder Vollkornprodukten. Eine Woche lang biologisch essen kann die innere Fettschmelze gehörig in Gang setzen. Dies liegt ganz einfach daran, dass ökologisch erzeugte Lebensmittel bis zu 60 Prozent mehr Vitamin C oder E, wertvolle ungesättigte Fettsäuren, Mangan, Selen, Zink, Magnesium oder Kalzium enthalten als mit Turbo-Dünger hochgezüchtete Treibhaus-Produkte, z.B. aus südlichen Ländern.

DIE SEHNSUCHT DER FETTZELLEN

Diese so genannten Adipozyten wollen ihre überflüssigen Triglyzeride gerne loswerden, sie leiden ja selbst unter der Last der hässlich-gelben Fettmoleküle. Deshalb warten sie sehnsüchtig darauf, dass irgend jemand den Gen-Schalter von »Fett rein« auf »Fett raus« umlegt.

Denn auch Fettzellen haben ihr Idealgewicht, ebenso wie wir Menschen, oder auch alle Tiere und Pflanzen. Wenn Fettzellen dick sind, streben sie danach, zu ihrem Idealgewicht zurück zu kehren. Sie helfen dann tatkräftig mit, Schwabbelpolster abzubauen. Dabei sind sie freilich – wie übrigens alle Reaktionen in unserem Körper – Mitarbeit bestimmter Gene abhängig.

Wir müssen uns unseren Körper als eine große Firma betrachten, als eine Fabrik mit Tausenden Funktionen, die jede für sich von einem bestimmten Gen kontrolliert wird. Es gibt Gene, die für Tränenflüssigkeit sorgen, oder die die Knochen wachsen lassen. Andere synthetisieren Glückshormone, wieder andere verhindern die Produktion von zu viel Nervenzellen.

Und dann gibt es eben auch Gene, die unseren Fetthaushalt kontrollieren. Sie sind leicht zu beeinflussen, mit den Mechanismen der Natur, die seit vielen Millionen Jahren Gültigkeit haben. Die Natur ist unser bester Freund, wenn es darum geht, abzunehmen. Sie hilft tatkräftig mit, in Zusammenarbeit mit dem Verdauungstrakt, dem Kreislauf, den Enzymen usw.

In jedem von uns steckt ein bewundernswerter Schlankheitsapparat, den wir nur einschalten müssen. Mit den kostbaren Schätzen an lipolytischen Biostoffen in Obst, Gemüse, Vollkornprodukten, Pilzen, Fisch oder anderen naturbelassenen Nahrungsmitteln.

Ist ja auch klar: Wenn eine Tomate oder eine Birne vorwiegend aus Wasser oder Schad- und Giftstoffen besteht, liefert sie im Verdauungstrakt und im Zellstoffwechsel nur einen dürftigen Beitrag zur Fettschmelze.

Oder überhaupt keinen.

Dann warten Adipozyten weiter sehnsüchtig auf den zündenden Anlasser zum Fatburning. Während die schwarze Nadel auf der Fußbodenwaage verharrt – oder unbarmherzig weiter nach rechts klettert.

BIS ZU 40 PROZENT SCHNELLER SCHLANK

Biologisches Fatburning bedeutet abnehmen im Eiltempo. Dies liegt ganz einfach daran, dass natürlich aus gesunden Böden gewachsene und gereifte Lebensmittel bis zu drei Mal mehr Fett schmelzende Inhaltsstoffe anreichern als so manches Supermarktprodukt, das mit leicht löslichen Phosphaten und anderen chemischen Düngern aufgezüchtet wurde.

Wenn ein Dinkelkorn oder eine Sellerieknolle doppelt so viele lipolytische Biostoffe enthalten, »zünden« sie den Fettabbau schneller. Äpfel, die das Dreifache an Vitamin C enthalten, entfalten eine ums Dreifache erhöhte Stoffwechselkraft in unserem Organismus. Ganz einfach deshalb, weil Vitamin C bedeutendster Enzym-Spender in unserem Körper ist, an mehr als 300 chemischen Reaktionen beteiligt. Wo immer es in unserem Organismus zu einer chemischen Stoffwechselreaktion kommt, ist Vitamin C direkt oder indirekt beteiligt!

Und in unserem Körper, in unseren rund 70 Billionen Zellen, finden täglich Trillionen Stoffwechselreaktionen statt.

Abnehmen, Schwabbelpfunde abschmelzen, bedeutet in erster Linie die Stoffwechselrate erhöhen. Damit Zellen mehr Fett zu Energie verheizen. Solange der Stoffwechsel träge dahindümpelt, kann und wird er kein Fett verbrennen. Dann haben auch die Schlankheits-Gene keine Lust, sich einzuschalten.

KALIFORNIEN IM BIO-RAUSCH

Häufig gehen die Trends von diesem Sonnenstaat am Pazifik aus. Zum Beispiel der Nichtrauchertrend. Dass nun bald auf der ganzen Welt in kaum einem Restaurant oder in kaum einer Bar mehr geraucht werden darf. Auch die Hollywood-Filme aus Los Angeles heizen Trends an. Immer mehr Modedesigner siedeln sich zwischen San Diego und San Francisco an.

Und nun gibt es neuerdings den Bio-Trend, der zwar auch bei uns schon seit längerem beheimatet ist, nirgendwo auf der Welt aber so boomt wie in Kalifornien – mit jährlichen Zuwachsraten von mehr als 20 Prozent.

Der eigentliche Grund ist gar nicht mal der, dass den Kaliforniern bio besser schmeckt. Sondern dass man dort herausgefunden hat, dass bio schneller schlank und fit macht als irgendetwas anderes. Immerhin gibt es entlang der Pazifikküste rund 400 Universitäten und hochkarätige Forschungseinrichtungen, in denen die Weltelite der Stoffwechselforscher im Dunstkreis von Nobelpreisträgern praktisch Tag für Tag neue, teilweise sensationelle Erkenntnisse hervorbringt. Zum Beispiel darüber, wie Glückshormone entstehen. Oder wie man den Kreislauf am besten in Schwung bringt. Oder eben, wie man am schnellsten schlank wird. In keinem anderen Land der Welt arbeiten so viele Nobelpreisträger der Medizin, Chemie und Physik wie in Arnold Schwarzeneggers Fitness-Paradies.

Den Wissenschaftlern stehen dabei immer präzisere Analyse-Geräte zur Verfügung. Sie bieten Einblicke ins Gewebe im so genannten Nano-Bereich, dies sind billiardstel Gramm. Mit ihrer Hilfe gucken sie wie durch ein Schaufenster in Fettzellen hinein und erkennen genau, wie diese ihre Triglyzeride aufnehmen – und wieder abgeben. Inzwischen kommt es zu Einsichten in die Mechanismen der Lipolyse, der Fettfreisetzung, die vor wenigen Jahren technisch gar nicht möglich gewesen wären. Die wichtigste Erkenntnis: Es gibt sieben dynamische Faktoren, die die Fettschmelze in Schwung bringen. Sie haben den höchsten Fatburning Index:

- Vitamin C
- Omega-Fettsäuren
- Wachstumshormon
- Folsäure
- Zink
- Eisen
- Sauerstoff

Viele Menschen werden nur deshalb übergewichtig, dick und vielleicht sogar unglücklich, weil ihnen einer dieser Stoffe oder mehrere davon fehlen. Eine so genannte Substitution überwindet dieses Defizit und kann zu einem verblüffend raschen Abbau von Depotfett führen. Dann kann man tatsächlich bis zu 40 Prozent schneller abnehmen.

»Dies ist ungefähr so, als wenn im Handy die Batterie leer ist, dann kann man nicht telefonieren«, sagt Dr. Charles Ventura von der Abteilung für Vorsorgemedizin am Loyola University Medical Center in Maywood (US-Staat Illinois). »Oder wenn im Auto die Bezinzufuhr klemmt, dann stottert der Motor und das Fahrzeug bleibt stehen. Ohne Folsäure, Eisen, Vitamin C oder Sauerstoff kann der Organismus kein einziges Gramm Fett abschmelzen. Doch unter anderem genau zum Zwecke der Lipolyse hat die Natur diese Fatburner entwickelt.«

Allerdings kann ein einzelner Nährstoff in unserem aufregenden Innenleben nicht viel ausrichten. Vitamine, Eiweißbausteine oder Mineralstoffe sind aufeinander angewiesen. Kalzium braucht Magnesium und Phosphor, um in die Knochen-Matrix eingebaut zu werden. Folsäure braucht Vitamin B6 und Vitamin B12, um mehr zu sein als ein nutzloses Molekül. Das nur sinnlos im Blutkreislauf mitgeschleppt wird. Ohne Vitamin C ist das Spurenelement Eisen nicht mal 20 Prozent wert.

»Schlank macht immer nur das gesamte Paket an Biostoffen in naturbelassenen Lebensmitteln«, erklärt Dr. Ventura. In einem Bioapfel steckt also praktisch alles schon drin. Brokkoli, Wirsingkohl, Auberginen, Karotten, Brombeeren oder Weintrauben aus ökologischem Anbau sind bereits Schlankheitspräparate, die gleichzeitig satt machen und gesund erhalten.

390 PROZENT MEHR SELEN

Beim analytischen Vergleich zwischen konventionell und biologisch angebauten Produkten kommen Wissenschaftler zu erstaunlichen Ergebnissen:

- »Ökologisch erzeugte Orangen enthalten bis zu 30 Prozent mehr Vitamin C«, sagt Dr. Theo Clark von der Truman State University. »Weil die konventionell gezüchteten Orangen doppelt so groß waren als die biologisch angebauten, hatte ich eigentlich erwartet, dass sie mehr anstatt weniger Vitamin C enthielten.«
- Dr. Hoyt S. Macatee vom National Institute of Health in Bethesda (US-Staat Maryland) stellte fest, dass biologisch gewonnenes Obst und Gemüse 60 Prozent mehr an wertvollen Inhaltsstoffen synthetisierte.

- Yvanne Spesack, renommierte englische Expertin, erklärt: »Biogemüse produziert im Laufe von Wachstum und Reife rund 50 Prozent mehr Vitamine, Spurenelemente, Enzyme und andere lebensnotwendige Substanzen. Außerdem schmeckt es besser, es steckt voller Saft und Nährwert.«
- William J. Crinnion vom Institut für klinische Ökologie an der Bastyr-Universität in Seattle (US-Staat Washington): »Wir fanden heraus, dass organisch angebaute Lebensmittel bis zu 78 Prozent mehr Chrom enthielten, 63 Prozent mehr Kalzium, 70 Prozent mehr Boron, 138 Prozent mehr Magnesium und sogar 390 Prozent mehr Selen.«
- Seine Kollegin, die Ernährungswissenschaftlerin Dr. Virginia Worthington von der berühmten Johns-Hopkins-Universität in Baltimore (US-Staat Maryland) hat ebenfalls konventionell mit Chemie-Dünger und Pestiziden hoch gezüchtetes Obst und Gemüse mit Produkten aus dem Öko-Anbau verglichen: »Durchschnittlich 27 Prozent mehr Vitamin C, 21,2 Prozent mehr Eisen, 29,3 Prozent mehr Magnesium.«

Insgesamt fällt auf, dass Bioprodukte insbesondere reicher an Nährstoffen sind, an denen ohnehin ein bestürzendes Defizit herrscht. Und an solchen, die an den Mechanismen der Lipolyse, der Fettschmelze beteiligt sind. »Zu berücksichtigen sind freilich die in den jeweiligen Anbaugebieten herrschenden Faktoren wie Klima, Regenmenge, Temperatur und Bodenbeschaffenheit«, ergänzt Dr. Worthington.

DAS GEHEIMNIS DER SCHLANKHEITS-GENE

Nachdem nun schon bald zwei Drittel aller Erwachsenen in der zivilisierten westlichen Welt Übergewicht haben oder gar dick oder fettleibig sind, forschen Wissenschaftler wie verrückt nach den eigentlichen Ursachen. Ist ja auch verständlich: Übergewicht kann verheerende Folgen haben, wie Nierenschwäche, Bluthochdruck, Diabetes vom Typ 2 (früher als Altersdiabetes bezeichnet), Gelenkbeschwerden und vieles mehr. In den USA und der EU werden die Folgekosten für ärztliche Behandlung und Betreuung auf jährlich insgesamt mehr als 40 Milliarden Euro geschätzt.

Mit steigender Tendenz. Denn auch immer mehr Kinder werden dick.

»Dabei ist es kinderleicht, Schwabbelspeck abzuschmelzen, wenn man nur die eigentlichen Mechanismen von Lipogenese, dem Fetteinbau, und Lipolyse, dem Fettabbau, versteht«, ergänzt. Dr. Ventura. »Wer am Abend mit dem richtigen Programm beginnt, kann möglicherweise am Morgen schon erste Erfolge auf der Fußbodenwaage ablesen.«

Bislang war stets die Rede von Kalorien. Zu viele Kalorien bedeutet mehr Fett im Bereich von Bauch, Hüften, Po und Oberschenkeln. Dann aber war klar, dass ein Mensch auch 5.000 Kalorien pro Tag zu sich nehmen kann, etwa in Form von Gemüse, und trotzdem nicht zunimmt.

Dann hieß es, das Fett in der Nahrung ist Schuld, z. B. der Fettrand am Rumpsteak oder der leckere Gorgonzola. Doch auch diese Behauptung rechtfertigte sich nicht, Bei insgesamt lipolytischer (Fett schmelzender) Kost kann man ruhig auch Fett essen. Oder auch süß. Ein Kaiserschmarrn, eine Sahnetorte oder ein paar Rippen Milchschokolade mit Haselnüssen machen nicht dick, solange man sich ansonsten kerngesund ernährt.

Schließlich richteten Wissenschaftler ihr Augenmerk auf die unterschiedlichen Fettablagerungen im Gewebe übergewichtiger Zeitgenossen:

- das so genannte subkutane Fett unter der Haut
- und das so genannte viscerale Fett im inneren Bauchraum.

Den Durchbruch in der Behandlung von Übergewicht brachte im Jahr 2007 die Genforschung, unter anderem mit nagelneuen Erkenntnissen über das Fett-Gen auf der Position 16q12.2 in den Chromosomen sowie über heimliche, bislang unbekannte Herrscher im Fettreich des Körpers: wie z. B. soeben erst entdeckte Peptide (Eiweißmoleküle) wie insbesondere Leptin.

Sie und andere Faktoren im Zellgewebe sind es, die den Kippschalter einschalten, mal auf »Fett rein«, dann wieder auf »Fett raus«.

Beherrscht werden sie von Biostoffen, die von außen in unseren Body eindringen, über die Nahrung, wie z. B. Vitamin C, Zink oder Sauerstoff.

»Wir können jetzt wie mit einer Fernbedienung unseren Fetthaushalt selbst steuern«, sagt Dr. Charles Ventura. »Wenn wir abnehmen wollen, schalten wir einfach auf Fett raus«. Dann legen wir die Fernbedienung zur Seite und widmen uns den Annehmlichkeiten des Lebens, wie den Kindern, der Familie, der Liebe, dem Sport, Ausflügen in die Natur, einem Hobby – ganz einfach allem Schönen, das uns Freude und Vergnügen bereitet«.

DIE SCHLANKHEITSKUR DER HOLLYWOOD-STARS

Was haben Celebrities wie Brad Pitt, Demi Moore, Madonna, Michelle Pfeiffer oder Naomi Campbell gemeinsam? Sie beherrschen und kontrollieren ihre Schlankheits-Gene. Nach den selben Prinzipien wie die Leichtathletik-Stars des Santa Monica Track Clubs in Los Angeles, der Schmiede für Champions von Olympischen Spielen und Weltmeisterschaften.

In den Verträgen der Hollywood-Stars steht, dass sie vor und während der Dreharbeiten kein Übergewicht haben dürfen. Und dass ihr Body gut durchtrainiert ist, sodass er vor der Kamera – und erst recht hinterher auf der Leinwand – dynamisch wirkt. Deshalb geben die großen Studios wie Universal oder Miramax ihren Berühmtheiten Trainer mit auf den Weg, mit denen sie wochenlang zusammenarbeiten. Sie alle setzen auf die zündende Wirkung von Fatburnern, die unmittelbar auf Gene und auf Faktoren wie Leptin einwirken.

»Wozu die Fettschmelze erst lange auf Umwegen in Schwung bringen?« fragen sie. »Es gibt doch die neuen wissenschaftlichen Erkenntnisse aus dem Hochschulbereich, gleich hier entlang der Pazifikküste.«

In Kalifornien will man eben nicht lange auf den Erfolg warten – sondern ihn möglichst sofort haben. Also, warum nicht? Mit den Programmen von »Organic Fatburning« funktioniert's ja auch. Biologisch abnehmen, so lautet die neue Zauberformel für die Traumfigur.

FETTES & SÜSSES SIND TABU

- Kathy Kaehler ist eine der berühmtesten Fitnesstrainerinnen Hollywoods. Sie betreut Stars wie

Michelle Pfeiffer, Julia Roberts, Meg Ryan, Jennifer Aniston, auch Claudia Schiffer zählte zu ihren Klienten. Kathys Tipps: »Fettreiche pflanzliche Lebensmittel wie Avocado, Oliven oder Pflanzenöle. Statt Salz lieber Kräuter und Gewürze verwenden. Fünf Mal am Tag Obst, Gemüse, Hülsenfrüchte, außerdem mageres Fleisch oder Fisch.«

- Mit diesem Diätplan hat Renée Zellweger zehn Kilo abgespeckt, die sie sich für ihre Rolle in »Bridget Jones' Diary« hatte anfuttern müssen.
- Auf die Lipolyse-Tipps der Kalifornierin Keli Roberts vertrauen Nicole Kidman und Cher: »Viel Obst, Gemüse, Vollkornprodukte und eiweißreicher Fisch. Kaum Fettes und praktisch überhaupt nichts Süßes.«
- Madonna war noch ein Pummelchen, als Hollywood-Coach Robert Parr sie unter seine Fittiche nahm. Inzwischen demonstriert sie, wie toll eine Frau mit rund 50 Jahren aussehen kann – wenn sie konsequent auf die Fatburner in kerngesunden Lebensmitteln setzt. Auch Demi Moore und Bruce Willis halten sich an Robs Ernährungsprogramm: »Vor allem viel wasserreiches Obst und Gemüse.«
- Einer der neuen Superstars unter den US-Bodyshaping-Trainern ist David Kirsch, dem Stars wie Brad Pitt und Naomi Campbell vertrauen, auch Heidi Klum zählte zu seinen Schützlingen. Bei David gibt es vorwiegend Obst, Gemüse und gesunde Kohlenhydrate in Vollkornprodukten.

WARUM BIOLOGISCH ABNEHMEN SPASS MACHT

Ganz einfach deshalb, weil man den Erfolg praktisch sofort registriert. Und nicht erst nach ein paar Wochen oder Monaten. Und weil man niucht ständig Angst haben muss, dass Fettpölsterchen wiederkommen, nachdem man sie endlich los geworden ist. Fett, das biologisch weg ist, bleibt weg. Adipozyten sind froh, dass sie diesen lästigen Ballast los sind, und es bilden sich in den Gefäßwänden rund um diese Fettzellen kaum noch so genannte Lipoprotein-Lipasen, Enzyme, die Triglyzeride zusammenbauen und ins Fettgewebe einschleusen.

Außerdem darf man alles essen, was wirklich schmeckt. Man braucht keinen Kalorienzähler, keine Trennkost-Poster an der Küchenwand, keine endlosen Glyx-Tabellen, die einem verraten, welche guten oder schlechten Kohlenhydrate in rund 100 Lebensmitteln stecken. Beim Einkaufen im Supermarkt muss man nicht jedes Mal von der Glyx-Tabelle ablesen, was nun in den Einkaufswagen darf und was nicht.

LIPOGENESE – ODER WIE MAN DICK WIRD

Fettzellen, die Adipozyten, speichern Triglyzeride – oder geben sie ab. Je mehr dieser Fettmoleküle sie horten, desto mehr quellen sie auf. Bei einem schlanken Menschen enthält so eine winzige Fettzelle gerade mal 14 Mikrogramm Triglyzeride. Übergewichtige oder dicke Menschen aber schleppen oft Adipozyten mit sich herum, die 300 Mal dicker sind. Und was noch betrüblicher ist: Sie haben nicht selten bis zu drei Mal mehr Fettzellen als der normal-schlanke Erdenbürger.

Es wird also schon klar, dass man – um seinen Fettballast loszuwerden – mehr Tiglyzeride freisetzen als horten muss.

Dies kann relativ locker geschehen. Denn jedes Individuum verfügt ja über rund 70 Billionen Körperzellen, die Glukose (die kleinste Einheit der Kohlenhydrate), aber eben auch Fettmoleküle zu Zellenergie verheizen. Wenn jede dieser Körperzellen pro Minute nur 100 Triglyzeride zu Energie verheizt, sind schon mal rund sieben Billiarden Fettmoleküle weg.

Spurlos verschwunden. In Form von Körperenergie und Vitalität verpufft.

Es ist also vernünftig, aus Triglyzeriden Lebensfreude zu machen, anstatt sie in hässlich-gelber Form im Bauchspeck schmoren zu lassen. Also dort, wo sie normalerweise gar nichts zu suchen haben.

Fettzellen sind hochintelligent, alles andere als winzige Behälter, die man mit Triglyzeriden voll stopft oder wieder entleert. Wie alle anderen Körperzellen auch haben sie ein betriebsames Innenleben aus Millionen Einzelteilen, Energiebrennkammern, Proteinwerkstätten, und jede von ihnen rekrutiert im Bedarfsfall Billiarden und Aberbilliarden so genannter cAMPs (cyklisches Adenosin-Monophosphat), dies sind mikroskopisch winzige Heinzelmännchen, die Fettmoleküle aus der Zelle hinaus und ins Blut schaufeln, wenn sie anderweitig gebraucht werden. Zum Beispiel, um Körperenergie zu erzeugen und eine höhere, gesunde Stoffwechselrate zu ermöglichen. Weil im Alltagsstress oft viel Energie sehr schnell benötigt wird (sei es beim Fensterputzen, Jogging, beim angestrengten Arbeiten am Bildschirm oder sogar beim Autofahren), funktioniert die Lipolyse (die Fettfreisetzung) bis zu 4.000 Mal schneller als die Lipogenese, der Einbau neuer Triglyzeride ins Fettgewebe.

Dies ist eigentlich eine der besten Nachrichten aus Forschungszentren der Stoffwechselwissenschaft.

Unser Organismus ist also jederzeit allzu bereit, sein überschüssiges Fett abzugeben, und zwar schnell abzugeben. Wenn man eben nur die Schlankheits-Gene damit beauftragt, denn die sind die heimlichen Herrscher im Reich des Fettstoffwechsels.

WARUM IST BIOLOGISCH ABNEHMEN SO SCHÖN?

Weil es schneller geht. Und weil es fast von alleine geht. Ungefähr so, wie wenn man daheim in der Küche den Geschirrspüler einschaltet, und der macht die Arbeit dann ganz allein. Man braucht sich weiter nicht mehr groß drum zu kümmern.

»Aber ich ernähre mich doch gesund und nehme trotzdem kein Gramm ab«, klagen viele Leidgeprüfte. »Ich esse keine fette Wurst, keine Hackfleischprodukte, nichts Süßes, dafür viel Obst und Gemüse.« Es gibt bekanntlich tatsächlich Leute, die ernähren sich praktisch nur von Kaffee und Kaugummi und kommen trotzdem nicht von ihrem Übergewicht herunter.

Der Grund: Die Lebensmittel, die sie beim Einkauf in den Wagen legen, enthalten zu wenig lipolytische (Fett schmelzende) Inhaltsstoffe wie Vitamin C, Eisen oder Zink. Es gibt eben kleine, verschrumpelte Äpfel aus heimischem biologischen Anbau, die stolze 80 Milligramm Vitamin C enthalten, so mancher üppige, supersaftige und stolz glänzende Apfel aus einem der Treibhäuser in Andalusien, ist drei Mal so groß und schwer, enthält aber nur acht oder zwölf Milligramm des Fatburning-Vitamins.

Statt dessen vorwiegend Wasser, das sich in einem noch unvollendeten zarten Fruchtfleisch aus Fasergerüst und Venen anreichert. So ein Apfel kann einem Leid tun. Im Eiltempo aufgepäppelt auf giftbeladenem Boden, mit Pestiziden, Herbiziden zugespritzt, von chemisch-synthetischen Wachstumsregulatoren, künstlichem Stickstoffdünger und anderen Beschleunigern zu möglichst hohem Reifetempo angetrieben, bleibt seinen feinen Zellen keine Zeit, Vitamin C zu synthetisieren, ebenso wenig wie B-Vitamine, kostbare Fettsäuren, Eiweißbausteine. Ebenso wenig kann er nur beschränkt Mineralien wie Kalzium, Magnesium, Kalium, Chrom, Mangan, Zink oder Vanadium aus dem Erdreich aufsaugen und in sein Fruchtfleisch einbauen. Und gerade diese Nährstoffe sind es, auf die unsere Fettzellen sehnsüchtig warten. Damit sie endlich befreit werden von all dem überschüssigen Triglyzeride-Ballast, unter dem sie selbst so leiden.

Treibhausobst und -gemüse wird beim Anbau meist um die kostbare Reifezeit »betrogen«, sagt Dr. Theo Clark. »Im Vorstadium der Endreife kommt es zu bis zum Achtfachen beschleunigten Mitosen, den Zellteilungen. Die Pflanzen wachsen dann unnatürlich schnell, wie im Zeitraffer. Sie werden geerntet und für den Transport vorbereitet, lange ehe sie ihre Nährstoffsynthesen ausgebildet haben. Verständlich, dass Tomaten, Zucchini, Aprikosen oder Erdbeeren dann oft nur ein Viertel oder noch weniger derjenigen Biostoffe enthalten, die sie normalerweise so gesund machen. Bei Analysen sind wir jedes Mal aufs Neue bestürzt darüber, wie arm an kostbaren Inhaltsstoffen solche Lebensmittel sein können, obwohl sie im Supermarktregal so verlockend hübsch und reif aussehen.«

DICK & KRANK STATT FIT & SCHLANK

- Weißes Mehl ist bekanntlich seiner wichtigsten Nährstoffe beraubt, weil im Herstellungsprozess die kostbaren Vitamine, Spurenelemente oder Fettsäuren mitsamt dem wertvollen Keimling abgetrennt werden. Deshalb sind Spaghetti, Brötchen, Kuchen oder helles Gebäck leere Lebensmittel, die zwar satt machen, aber unseren rund 70 Billionen Körperzellen gerade mal ein paar dürftige Brösel an Biostoffen übrig lassen.
- Nicht anders verhält es sich mit unserem weißen Kristallzucker aus der Dose oder dem Zuckerstreuer. Beim Verwertungsprozess der Zuckerrüben wird die Melasse abgetrennt, der süße braune Sirup, in dem sich ein unermesslicher Reichtum an Eisen, Zink, Selen, Mangan, Molybdän, Schwefel und Kalzium befindet, außerdem ein kostbarer Schatz an B-Vitaminen, Vitamin K, Fettsäuren und Aminosäuren, den Eiweißbausteinen. Auch Zucker ist ein leeres Lebensmittel, das zwar auf Zunge und Gaumen schmeckt, auf das unser Stoffwechsel aber verzichten kann.
- Ähnlich ist es mit Reis. Natur- oder Wildreis ist richtiges Nährstoffpaket, vollgepackt mit kostbaren Inhaltsstoffen. Der weiße polierte »Chinesen-Reis« hingegen ist nichts als sättigende Beigabe auf dem Teller.

- Auch konventionell hochgezüchtete Agrarprodukte, die zwar wie Früchte und Gemüse aussehen, verdienen diese Bezeichnung oft gar nicht mehr, weil ihr Fruchtfleisch erschreckend arm an Biostoffen ist.
- Wer seinen Speiseplan tagaus, tagein und das ganze Jahr über mit solchen Lebensmitteln bestreitet, hat kaum eine Chance, schlank zu werden, seine Speckdepots abzuschmelzen. Selbst bei drastischem Kalorienabbau nicht. Und auch nicht, wenn der oder die Betroffene viel Sport betreibt.
- Denn das eherne, seit vielen Millionen Jahren gültige Gesetz der Natur lautet: Man muss sich schlank essen, um seine Traum- oder Idealfigur zu finden. Man kann sich nicht schlank hungern. Weder vom Fasten noch vom Konsum leerer Nahrungsmittel kann man abnehmen. Naturbelassene Lebensmittel aus dem Naturkostladen oder dem Bioangebot im Supermarkt reichen aus, um das Fatburning einzuleiten und in Schwung zu bringen.
- Deshalb unterscheiden moderne Wissenschaftler zwischen aktivem Fatburning durch lipolytische, naturbelassene Lebensmittel, und passivem Abnehmen durch Hungern, Fasten bzw. eine drastische Kalorienreduktion.

ABNEHMEN LEICHT GEMACHT

Mit unseren rund 70 Billionen Körperzellen, von denen jede einzelne aus Millionen Einzelteilen besteht, sind wir Menschen recht kompliziert aufgebaut. Trotzdem funktioniert die Natur – auch in uns selbst – unglaublich einfach und simpel, wenn es um elementare, lebenserhaltende Mechanismen geht.

Für die Natur gibt es nur

- Stress, um den Alltag zu meistern,
- Ernährung, um dafür die nötigen Kräfte zu tanken und
- Schlaf, um in Stressphasen abgebaute Zellen zu regenerieren.

Den Körper mit Kräften zu versorgen, bedeutet vor allem Fettreserven freizusetzen, damit in Billiarden und Aberbilliarden so genannter Mitochondrien, den Energiebrennkammern, Triglyzeride zu Energie verheizt werden können.

Damit dies auch gut und reibungslos funktioniert, hat die Natur die Lipolyse (die Fettfreisetzung aus Speckreserven) so einfach gestaltet wie das Atmen, Gehen oder Sehen. In den folgenden drei Programmen erfahren Sie , wie Sie frohgemut, ohne Belastung und bis zu 40 Mal schneller schlank werden können:

- das 24-Stunden-Sprintprogramm
- das 7-Tage-Prgramm zur aktiven, raschen Fettschmelze,
- das 30-Tage-Programm für anhaltendes Fatburning.

Damit Ihnen das Abnehmen aber noch mehr Freude macht, sollten Sie die biochemischen Ursachen und Zusammenhänge in Ihrem Körper kennen lernen. Dabei geht es um so genannte »Snips« (Single Nucleotide Polymorphisms), deren Funktion im Fettstoffwechsel von Genforschern erst in den Jahren 2006 und 2007 entdeckt wurde, und die letztlich darüber entscheiden, ob wir Fett aus den Speckdepots um Bauch, Hüften, Po und Oberschenkeln abbauen oder nicht.

Diese Snips lassen sich erstaunlich leicht zu unseren Gunsten beeinflussen, »Im Grunde warten sie nur darauf, dass wir sie aktivieren«, sagen US-Biochemiker. »Damit sie mithelfen können, uns im Jahrmillionen alten Auftrag der Natur zu entfetten und im Alltagsstress leistungsfähiger zu machen.«

Denn der Natur liegt unendlich viel daran, dass wir ein Leben lang schlank bleiben. Und sie hilft wirklich tatkräftig mit, dass wir unsere unnützen Schwabbelpfunde loswerden. Doch eines ist eben absolut neu: Abnehmen spielt sich nicht in Magen und Darm ab – wie es noch zu Beginn des neuen Jahrtausends die Maxime zahlreicher Schlankheitskuren war. Sondern in Zellkernen, bzw. aus dem Inneren unserer Zellkerne heraus. Snips spielen dabei eine bedeutende Rolle.

ABENTEUER ZELLKERN

Unsere Zellen sind nahezu unendlich klein – immerhin passen ja rund 70 Billionen davon in unseren Körper. Sie sind, unterm Mikroskop betrachtet, große wassergefüllte Gebilde, in denen ein reges Innenleben herrscht. Geschützt werden sie von einer ölig-feuchten Doppelmembran, die keine Schad- oder Fremdstoffe eindringen lässt. Tief im Innern der Zelle verbirgt sich der Zellkern, den noch einmal eine schützende Membran umgibt. Dies ist wichtig, denn im Zellkern befinden sich die kostbaren Chromosomen, die unsere Erbanlagen hüten. Chromosomen sind der wertvollste Schatz der Natur, sie garantieren nicht nur den Fortbestand der Art, sondern achten auch sorgsam darauf, dass wir möglichst nicht krank werden und ein Leben lang schlank bleiben.

In jedem Zellkern stecken 46 Chromosomen, 23 davon haben wir von unserer Mama geerbt, 23 von unserem Papa. Gemeinsam machen sie den so genannten Genotyp aus, die Summe aller menschlichen Gene, die in jedem Zeitgenossen gleich ist, egal, ob er in Los Angeles, Shanghai, Nowosibirsk, Simbabwe oder in Berlin lebt. Doch jeder Mensch codiert seine Gene auf individuelle Weise. Wenn die Mama blond ist und der Vater schwarzes Haar hat, stecken im Sohn oder in der Tochter die Gene für beide Haarfarben. Ebenso aber die Gene für alle Haarfarben sämtlicher Vorfahren bis in die Zeit um Christi Geburt.

Ein rätselhafter Mechanismus der Natur, den wir nicht beeinflussen können, entscheidet dann darüber, ob das neugeborene Mädchen oder der kleine Junge blondes oder schwarzes Haar haben wird. Diese persönliche Ausprägung von Genen wird von Wissenschaftlern als Phänotyp bezeichnet. Er ist jeweils individuell absolut einzigartig, artikuliert sich in unterschiedlichen Stimmen, Gesichtsausdruck, mentalem Verhalten – und zuletzt auch im so genannten genetischen Fingerabdruck, der DNS, die für die Polizei neuerdings bei der Ermittlung von Straftaten eine große Rolle spielt.

Chromsomen sind lange Fadenmoleküle, vergleichbar Strickleitern mit rund 3,5 Milliarden Sprossen, über deren Sprossen sich die Gene ausbreiten. Manche Gene sind klein, erstrecken sich lediglich über ein paar hundert oder auch tausend Sprossen. Andere wiederum brauchen 100 000 oder gar Millionen Sprossen, um sich zu entfalten. Das längste Gen, das in der Natur vorkommt, ist das Dystrophin-Gen mit 2,4 Millionen Sprossen, das in Muskelfasern aktiv ist und unseren Bizeps wachsen lässt. Weil es so lang ist, dauert es jeweils eine Weile, bis sich Muskelmasse bildet, nachdem wir einen strapaziösen, schweißtreibenden Bodybuilding-Workout beendet haben.

DAS WUNDER DER GENE

- Auf unseren Chromosomen-Fadenmolekülen, der so genannten DNS (Desoxyribonukleinsäure) sitzen nicht nur die etwa 30.000 aktiven Gene, die Exone, sondern auch teilweise recht lange Zwischenräume, die Introne. Die wurden bislang von Wissenschaftlern gern als Junk DNA bezeichnet, also als Gen-Müll. Inzwischen weiß man, dass sie als Signalgeber für praktisch alle Stoffwechselreaktionen im Körper eine bedeutende Rolle spielen.
- Die jeweils 46 Chromosomen einer Zelle sind so fest zusammengeknuddelt, dass sie in einen mikroskopisch winzigen Zellkern passen. Könnte man die Chromosomen in einer einzigen Zelle zusammenknüpfen, ergäbe sich ein Molekülfaden, der etwa 1,8 Meter lang ist. Könnte man sämtliche DNS-Moleküle in allen unseren rund 70 Billionen Körperzellen zu einem einzigen langen Chromosomen-Faden zusammenknüpfen, wäre dieser so lang, dass man ihn einige tausend Mal um Erde und Sonne herumwickeln könnte.
- Dies ist nur eines der unfassbaren Wunder der Natur. Ein weiteres Wunder sind die Snips, die in unserem Body sehnsüchtig darauf warten, das Fatburning in Gang setzen zu dürfen. Lesen Sie darüber bitte mehr auf den folgenden Seiten.

DIE ROLLE DER SNIPS

Die Sprossen dieser langen Fadenmoleküle der Chromosomen werden durch so genannte Basenpaare gebildet, vier verschiedene Nukleotide bilden dabei jeweils ein Paar. Diese winzigen Bausteine des Lebens werden als Guanin, Thymin, Adenin und Cytosin bezeichnet, mit den Abkürzungen G, T, A und C. Wenn ein fürs Schlankwerden mitverantwortliches Gen 300.000 Basenpaare lang ist, setzt es sich also aus vielen solcher Nukleotide zusammen. Nicht gerechnet so genannte nichtcodierende Gensequenzen, wie z.B. die Introne, die in Sachen Traumfigur auch ein Wörtchen mitreden.

Das Problem vieler Dickerchen sind so genannte Polymorphismen, das sind unendlich geringfügige Abweichungen im Aufbau des ewig langen Chromosomen-Molekülfadens. Wenn da zum Beispiel an irgendeiner Stelle statt einem A (also anstelle eines Adenosin-Nukleotids) ein G steht (also ein Guanin-Nukleotid), ist so ein Polymorphismus schon perfekt – es entsteht also, was Wissenschaftler als Single Nucleotide Polymorphism bezeichnen, oder kurzerhand als SNP oder Snip.

Manche Menschen erben ein solches Fettleibigkeits-Snip, sie neigen dann schon als Kind zu Übergewicht – doch dies ist eigentlich selten. Häufiger, viel häufiger ist es, dass jahrelange Fehlernährung dazu führt, dass sich so ein Snip in der DNS-Struktur bildet. Dann steht der Schalter auf »Fett rein«, es kann eine Art »Einbahnstraße Fett« entstehen, aus dem Darm übers Blut und über die Leber direkt in die Fettzellen im Bereich von Bauch und Hüften.

Snips sind noch viel winzigere Veränderungen im genetischen Aufbau als Mutationen, nicht selten betreffen sie gerade mal den millionstel Teil eines Gens – und doch können sie dick machen, Beschwerden und Krankheiten verursachen. Denn diese Snips können überall in unseren Chromosomen Unheil stiften, nicht nur unsere sensiblen Fetthaushalt durcheinander bringen. Je ungesünder wir leben und uns ernähren, desto mehr solcher Polymorphismen entstehen in unseren Genen. Für die Wissenschaftler in aller Welt zählen Snips inzwischen als der »heiße Ofen« bei der Suche nach neuen Therapieformen.

Das Snip, das uns übergewichtig, dick oder fettleibig macht, greift recht gewalttätig in die Struktur eines bestimmten Gens ein, das MC4R-Gen, das im Hypothalamus zuhause ist, einer Drüse im Zwischenhirn, und das so etwas wie der Bevollmächtigte in Sachen Körpergewicht ist. Es ist ein eigentlich friedfertiges und gefügiges Gen, das man mit Hilfe nährstoffreicher biologischer Ernährung leicht zum Freund und Verbündeten machen kann.

NEUE HOFFNUNG FÜR DICKE

Dass die Fettschmelze immer vom Gehirn ausgeht, wissen Biochemiker schon länger. Der Hypothalamus, diese nicht mal kirschgroße Drüse im Zwischenhirn, weiß genau, dass unser Organismus tagsüber Fett verbrennen muss, um die nötige Energie für den fulminanten Zellstoffwechsel bereit zu stellen. Also sekretiert er ein Auslöserhormon, das daraufhin eine Fett schmelzende Hormonbrücke zündet, über die benachbarte, gerade mal kirschkerngroße Hirnanhangdrüse bis in die Nebennieren und andere Organregionen.

Diese Brücke wird als Melanocortin-Pfad bezeichnet. Über ihn werden Weckhormone wie ACTH (adrenocorticotropes Hormon) und Beta-Endorphin in der Hirnanhangdrüse aktiviert, außerdem Cortisol in den Nebennieren, Adrenalin im Nebennierenmark sowie indirekt Fett schmelzende so genannte Neurotransmitter wie Noradrenalin und Dopamin, außerdem die Schilddrüsenhormone T3 und T4.

Da tut sich also einiges im Körper. Wenn wir morgens im Bett die Augen aufschlagen, läuft das Fatburning in unserem Innern bereits. Dies ist auch überall in der Tierwelt so, muss auch so sein, denn der Alltag mit Nahrungssuche und ähnlichem Stress erfordert Energie – und damit Energierohstoffe wie Glukose und insbesondere auch Fettmoleküle.

Den ganzen Tag über arbeitet dieser Mechanismus auf Hochtouren. »Er darf nicht gestört werden«, sagen Wissenschaftler, »sonst bleibt das Fett in den Speckpolstern und uns fehlt die Energie für eine vitale, dynamisch-optimistische Stressbewältigung.«

Im Dezember 2006 fand eine Forschergruppe um Dr. Samuel Farooqui von der Abteilung für Medizin und Klinische Biochemie am Addenbrooke-Krankenhaus im englischen Cambridge heraus, dass in behandelten übergewichtigen und dikken Patienten der Melanocortin-Pfad gestört war. Mehrere winzige Snips hatten Moleküle in dieser Fatburning-Kette zerstört. »Die Patienten hatten praktisch gar keine Chance, von ihrem Übergewicht dauerhaft herunter zu kommen«, sagten die Wissenschaftler.

Die genetische Beschädigung war äußerst minimal. Vergleichbar etwa, wie wenn man von acht Millionen Buchstaben im Text eines Buches nur einen einzigen verändert bzw. austauscht.

Ebenfalls im Dezember 2006 stellten Forscher um Dr. Richard Adan vom weltberühmten Rudolf-Magnus-Institut für Neurowissenschaften, Abteilung für Pharmakologie und Anatomie des Medizinischen Zentrums der Universität von Utrecht in den Niederlanden, einer der ältesten und würdigsten Universitäten der Welt, fest, dass Veränderungen im MC4R-

System über Auswahl und Umfang unserer Mahlzeiten mitbestimmen, nicht allerdings über die Häufigkeit von Mahlzeiten.

Die entsprechenden Signale gehen vom Hirnstamm aus. Eine Anhäufung extrem potenter Neuronen im sogenannten paraventrikularen Nucleus des Hypothalamus schießt Schlankheitssignale in große Hirnbereiche. In der Hirnanhangdrüse formt sich daraufhin das eigentliche Fatburning, mit der explosiven Stoffwechselkraft der Hormone Vasopressin, ACTH und TRH, das der Schilddrüse befiehlt, die Stoffwechselrate im Körper hochzufahren. Forscher am Armand-Trousseau-Krankenhaus in Paris bestätigten im Mai 2007 die Entdeckung, schränkten allerdings ein, dass auch Umweltfaktoren bzw. andere genetische Einflüsse eine Rolle spielen können.

Forscher an der renommierten Phillips-Universität in Marburg wiesen nach, dass Snips bzw. Mutationen im MC4R-Gen Auswirkungen auf den Body-Mass-Index haben, mit dem generell das Übergewicht Betroffener bestimmt wird. Im namhaften Journal of Medical Genetics erklärten sie, dass Personen mit einer entsprechenden Veränderung in den Chromosomen deutlich mehr wiegen. Frauen waren interessanter Weise doppelt so häufig betroffen wie Männer. »MC4R-Snips bedeuten ein ausgeprägtes Risiko für Gewichtszunahme und Übergewicht«, sagen Experten

Nun fragen sich die Fachleute: »Wie kommen derlei Snips zustande? Wodurch werden sie verursacht? Und kann man sie reparieren? Rückgängig machen?« Wissenschaftler beantworten diese Fragen zuversichtlich: Ja, durch gesunde, naturbelassene Lebensmittel mit hoher Nährstoffdichte. Genau so, wie leere, nährstoffarme Kost diese Snips verursacht, lassen sich derlei Genmutationen rückgängig machen.

WIE DIE DICK MACHENDEN SNIPS ENTSTEHEN

So mancher Zeitgenosse ernährt sich gerne von Curry-Wurst mit Pommes und Majo, Sahnetorten, Schweinebraten, Hackfleisch-Steaklets, Metwurstbrötchen, Milchschokolade, Salami-Pizza, Hamburgern, Grillhähnchen, Zuckergebäck, Corned Beef, Kuchen, Limo und Cola – und stellt irgendwann fest, dass die Fußbodenwaage Bedenken anmeldet.

Auch die Gene melden Bedenken an, nur lässt sich dies nirgendwo ablesen.

Das Problem ist, dass Gene gewissermaßen heimlich auf Nahrung und Umwelteinflüsse reagieren. Wenn ein Mensch 30 Zigaretten am Tag raucht, schrillen in seinem Innern die Alarmglocken, und ein erheblicher Teil der Immunschutzstoffe werden aktiviert, um Gene vor den Nikotin- und Teergiften zu schützen, damit sich keine Onkoviren einnisten, die möglicherweise Krebs verursachen. An jedem Tag, in jeder Stunde, jeder Minute und jeder Sekunde findet dann im Organismus eine mit Verzweiflung geführte Abwehrschlacht gegen die drohende Krankheit statt.

Doch vor dem Badezimmerspiegel sieht man nichts davon.

Nicht anders verhält es sich, wenn sich ein Mann oder eine Frau jahrelang mit Süßem, Fettem und Leerem ernährt – vielleicht einfach nur deshalb, weil es gut schmeckt. Die Rezeptoren an Geschmacksknospen von Gaumen und Zunge mögen Salz und Zucker, sie fahren regelrecht darauf ab. Salz macht Speisen vor allem im Zusammenwirken mit Fett verführerisch. Zum Beispiel in einer fetttriefenden Bratensoße. Oder in der dicken, knusprigen, salzigen Fett- und Cholesterin-Haut einer Weihnachtsgans.

Dann kommt es zu anderen Kämpfen im Innern. In einem erbitterten Selbstheilungskampf bemüht sich der Organismus, keine Polymorphismen oder Mutationen im genetischen Fetthaushalt zuzulassen. Die Natur in uns will ja unbedingt, dass wir ein Leben lang schlank bleiben. Sie kämpft darum, dass MC4R- und andere Gene gesund bleiben. Uns schlank erhalten.

Doch irgendwann entscheidet sie anders. Einem uralten, Millionen Jahre alten Migrations-Prinzip entsprechend sagt sie sich: »Könnte es nicht sein, dass dieser Mensch, von dem wir ein Teil sind, Fettreserven horten muss? Weil er vielleicht ähnlich einem Grizzly-Bär vor dem Winterschlaf oder einer Schwalbe vor einem langen Migrations-Flug in den Süden Nährstoffreserven speichern muss und will? Dann braucht er wohl all die vielen Tryglyzeride.«

Und irgendwann entsteht das Unheil, ein unendlich winziger Eingriff in die Gen-Struktur, ein Snip, eine Mutation.

Die dafür sorgt, dass vom Gehirn, vom Hypothalamus aus Neuronen veränderte Signale in die Nerven- und Hormonwelt hinausjagen. Mit dem Befehl, Fett zu horten anstatt freizusetzen.

Dann steht der Schalter auf »Fett rein«. Die »Einbahnstraße Fett« ist aufgebaut, vom Darm übers Blut, zur Leber und direkt in die Adipozyten im Depotspeck von Hüften, Po, Bauch und Oberschenkeln.

Doch im Badezimmer, vor dem großen Spiegel sehen wir nichts davon.

Denn das Dickwerden geschieht heimlich.

Und tückisch.

Und die Gefahr besteht, das irgendwann die dickmachende Chromosomen-Mutation nicht mehr rückgängig gemacht werden kann. Und man ein Leben lang übergewichtig oder fettleibig bleibt.

Mit passivem Abnehmen ist dann nichts gewonnen, indem man also ganz einfach kaum noch etwas isst, das Leben aus Verzicht besteht. Da sinkt dann die Stoffwechselrate noch mehr, die mentale und körperliche Leistungsfähigkeit nimmt ab. Außerdem hält das Fettgewebe seine Triglyzeride noch widerspenstiger fest. Weil ja im Organismus allgemein die Meinung herrscht, es stehen Hungerszeiten bevor.

Das aktive Fatburning aber hilft, und meist sehr schnell. Der Einsatz lipolytischer (Fett fressender) Nährstoffe in naturbelassenem, biologisch angebautem Obst, Gemüse, Vollkornprodukten und anderen Lebensmitteln.

DIE 7 FATBURNER DER NATUR

Wir Menschen brauchen insgesamt rund 70 Nährstoffe, damit wir nicht verhungern, krank werden oder gar sterben:

- 13 Vitamine
- 18 Spurenelemente
- 7 Mineralien
- etwa 6 verschiedene Fettsäuren
- 20 Aminosäuren (die Eiweißbausteine)
- Glukose (die kleinste Einheit der Kohlenhydrate)
- Wasser
- Sauerstoff

Diese Biostoffe sind allesamt lebensnotwendig, sie ergänzen und potenzieren sich untereinander, spielen gemeinsam Stoffwechsel in unseren Körperzellen, erfüllen allesamt ihre speziellen Aufgaben in unserem Organismus.

Wenn eine dieser Substanzen fehlt, kommt es zu Mangelerscheinungen. Dann fehlt den Knochen oder Zähnen vielleicht ihr wichtiges Kalzium, dem Nervensystem ein wichtiger Eiweißbaustein, den Augen ihr unentbehrliches Vitamin A, oder Wunden wollen nicht heilen, weil ein Defizit an Vitamin K herrscht. Dieser Ratgeber aber handelt vom Abnehmen, bzw. vom raschen Abspecken, und da gilt das Augenmerk der Wissenschaftler sieben Substanzen, die eine ganz entscheidende Rolle spielen. Sie helfen – alleine für sich oder gemeinsam – mit, den Melatonocortin-Pfad auszubauen über den die Fettschmelze hormonell organisiert wird. Und sie greifen auch unmittelbar in die Lipolyse ein, in das Fatburning.

VITAMIN C

Dieses kleine, tüchtige Molekül zählt zweifelsohne zu den bedeutendsten Entwicklungen der Natur. Es hat viel Ähnlichkeit mit Glukose, dem kleinsten Kohlenhydratbaustein, Tiere können Vitamin C ganz leicht in ihrem Stoffwechsel aus pflanzlicher Nahrung selbst herstellen. Weil Vitamin C wichtiger Immunschutzstoff ist, erkälten sich Tiere in freier Natur praktisch nie. Eisbären oder Wölfe im eisigen Alaska oder unsere heimischen Füchse im Schneesturm produzieren einfach mehr Vitamin C aus Glukose, und Erkältungsviren oder -bakterien haben keine Chance. Uns Menschen aber fehlt das Enzym, das aus Glukose Vitamin C synthetisiert. Deshalb muss unsere tägliche Nahrung um jeden Preis ausreichend Vitamin C enthalten.

Tiere bleiben unter anderem auch deshalb lebenslang schlank, weil sie in ihrem Stoffwechsel bei Bedarf den Fatburner C synthetisieren. Ernährungsphysiologen haben in einem Versuch in der kalifornischen Mojave-Wüste Kojoten wochenlang mit fettem Fleisch gefüttert. Die flinken Wildhunde nahmen trotzdem kein Gramm Fett zu, weil sie ihre Vitamin C-Produktion ganz einfach erhöhten. Viele Menschen werden nur deshalb übergewichtig oder dick, weil ihnen Vitamin C fehlt.

Wer sein Übergewicht bis zu 40 Prozent schneller abschmelzen möchte, muss über drei entscheidende Faktoren Bescheid wissen:

1) Leere Lebensmittel, wie Zucker, Süßes, süße Getränke, helle Teigwaren oder Mehlprodukte und polierter Reis machen dick. Biologisch erzeugtes Obst, Gemüse, Hülsenfrüchte oder Vollkornprodukte, mit Nährstoffen optimal angereichert, machen schlank.
2) Die Natur wünscht sich unter allen Umständen, dass wir schlank sind, damit stets nur »schlankes« Erbgut an nach-

folgende Generationen weitergereicht wird. Deshalb schenkt sie uns ihre Fett fressenden Baum-, Strauch- und Bodenfrüchte, die mit Fatburner-Molekülen vollgepackt sind. Sie hilft tatkräftig mit, dass wir möglichst rasch unsere lästigen Schwabbelpolster verlieren.

3) Schlankheitsimpulse gehen immer vom Melanocortin-Pfad im Gehirn aus. Deshalb hat die Natur es so eingerichtet, dass die Hirnanhangdrüse die höchsten Vitamin C-Konzentrationen im Körper hat. In diesem nur kirschkerngroßen Superorgan steckt das »Hauptquartier der Idealfigur«, von hier aus werden die bedeutendsten Fatburner in die Blutbahnen versandt: die Hormone Vasopressin, Schlankheitshormon, ACTH, Schilddrüsen stimulierendes Hormon und Beta-Endorphin, das Neuropeptid, das uns euphorisch stimmt und im Organismus vehement mit überflüssigen Fettmolekülen aufräumt.

Auch andere Fett fressende Hormone, Neuropeptide oder Neurotransmitter können nur mit Hilfe von Vitamin C synthetisiert werden, wie vor allem Dopamin, Adrenalin, Noradrenalin oder Serotonin. Nur solche Neurosubstanzen verfügen über die winzigen goldenen Schlüsselchen; mit denen sie Adipozyten (Fettzellen) aufsperren und die Triglyzeride (Fettmoleküle) freisetzen.

EMPFINDLICHES VITAMIN C

Weil dieses Molekül so klein ist, ist es auch verletzlich, es wird von freien Radikalen im Blut schnell zerstört, ebenso durch Hitze oder die Einwirkung von Licht und Luft. So richtig glücklich ist ein kleines Vitamin C-Molekül, wenn es im Fruchtfleisch eingebettet ist, geschützt und behütet durch ein ganzes Dutzend Pflanzenschutzstoffe, den Bioflavonoiden.

Auch dies ist ein Beleg dafür, dass in der Natur – und natürlich auch in unserem Stoffwechsel – viele Nährstoffe zusammenhelfen, um uns gesund und schlank zu machen und zu erhalten.

So manche mit Kunstdünger im Eiltempo hochgezüchtete Erdbeere, Tomate, Gurke oder Birne enthält nicht nur viel weniger Vitamin C als ihre glücklicheren Geschwister aus dem Biolandbau, sondern zudem auch noch weniger Bioflavonoide. Und weniger Spurenelemente, Mineralien, Eiweißbausteine und andere Vitamine. Konventionell produziertes Gemüse kann nahezu so leer an Biostoffen sein wie ein Schöpflöffel weißer Reis in der Betriebskantine, ein Stück Streuselkuchen, eine Salzbrezel oder der Pappteigdeckel auf einem Hamburger.

Der Ausspruch: »Wir essen viel Obst und Gemüse«, bedeutet noch lange nicht, dass auch viel Mineralstoffe, Vitamine, Omega-Fettsäuren und andere wertvolle Biostoffe konsumiert werden. Ökologisch angebauter Spinat, Pfirsiche, Feldsalat oder Mangold enthalten bis zu 60 Prozent mehr Nährstoffe als so manches Agrarprodukt aus Südspanien, dem die kostbare Endreifezeit geraubt wurde, dessen Schalen und Fruchtfleisch mit Gift- und Schadstoffen getränkt wurde, ehe es mit Verschönerungslack aufpoliert und auf den langen Transportweg zu uns versandt wurde.

So ein trauriger Apfel aus dem Süden mag noch ein Drittel so viel Vitamin C enthalten als so mancher Schrumpelapfel aus Omas Garten. Doch wenn ihm Magnesium, Chrom, Eisen, Zink, Vitamin B_2, Omega-6-Fettsäuren oder so manche Aminosäure fehlen, beträgt sein Nährstoffpotenzial in der Summe seiner Stoffwechselwirkung manchmal nur klägliche zehn Prozent von dem einer Pflanzenfrucht, der man die faire Chance gegeben hat, seine Mitosen in der ihm eigenen genetischen Reifezeit auszubilden – mit der gesamten unvergleichlichen und üppigen Fülle an Vitaminen und anderen Nährstoffen, die eine solche Frucht zum kostbaren Schatz der Natur machen.

Die nur kirschkerngroße Hirnanhangdrüse aber wartet dann vergeblich auf ihr wichtiges Vitamin C. »Ich würde ja so gerne Fett fressende Hormone in die Blutbahn versenden, um den armen Fettzellen zu helfen«, klagt sie. Doch leider: Dieser bedeutende Fatburner fehlt, der seit vielen Millionen Jahren dafür sorgt, dass Tiere und Menschen ihr Leben lang fit und schlank bleiben.

WUNDERWAFFE VITAMIN C

- Dieser bewundernswerte Schlankheitsstoff zündet in der Hirnanhangdrüse und im Gewebe die Synthesen von Fatburning-Hormonen wie Wachstumshormon, Adrenalin, Noradrenalin, Dopamin, Serotonin, Schilddrüsenhormonen, ACTH, Proopiomelanocortin, Beta-Endorphin, Glukagon oder Cortisol. Eine einzige Biozitrone kann – ähnlich dem Anlasser in einem Auto – das Fatburning in Milliarden Fettzellen in Gang setzen.
- Dabei wirkt Vitamin C als dynamischer Cofaktor für kupferhaltige Enzyme. Es steuert Elektronen bei, die einerseits für die Lipolyse benötigt werden, andererseits für gute Laune und Optimismus sorgen.
- Vitamin C befeuert Karnitin-Enzyme, die, wie Stoffwechsel-Taxis, Triglyzeride zur Verbrennung in die Energieöfen aller unserer Körperzellen einschleusen. Ohne Vitamin C kann dann kein Kör-

perfett abgeschmolzen werden. Zu allem Übel fehlt dem Organismus dann natürlich auch die nötige Leistungsenergie.

- Das Vitamin aktiviert die Eisenaufnahme im Darm, macht das lebensnotwendige Spurenelement überhaupt erst funktionsfähig. Vitamin C wirkt auch Pflanzenstoffen und -säuren wie Phytaten oder Tannin entgegen, die Eisen binden und dem Stoffwechsel entziehen. Betroffen sind vor allem Frauen, die meist einen erhöhten Eisenbedarf haben, aber chronisch unter Eisenmangel leiden. Tag und Nacht transportieren fleißige Eisen-Atome den Fett verbrennenden Sauerstoff in die Mitochondrien, die Energiebrennkammern.

AUGEN AUF BEIM EINKAUF

Pflanzen produzieren Vitamin C, um ihre Gefäße, die Venen abzudichten. Denn über sie beziehen sie ja die lebensnotwendigen Nährsäfte aus dem Erdreich. Kein Wunder, dass Vitamin C auch unsere Adernwände kräftigt, abdichtet und somit Besenreisern oder Krampfadern vorbeugt.

Weil inzwischen jedermann weiß, wie wichtig Vitamin C für unsere Gesundheit ist, werden Verbraucher mehr und mehr getäuscht. »Reich an Vitamin C«, »Deckt 15 Prozent des täglichen Vitamin C-Bedarfs«, »Enthält viel wertvolles Vitamin C« oder »Ihre tägliche Vitamin C-Quelle« – so lauten die Verlockungen auf Flaschen, Bechern oder Fertigpackungen.

Derlei Versprechungen sollte man gar nicht ernst nehmen. Im Gegenteil: Sie können gesundheitsschädlich sein, wenn sich der Konsument in trügerischer Sicherheit wiegt, seinem Organismus ausreichend Vitamin C zugeführt zu haben, während seine 70 Billionen Körperzellen unter einem dramatischen Defizit dieses Fit- und Schlankmachers leiden.

Nur biologisch angebautes Obst, Gemüse, Vollkornprodukte liefern die komplette C-Versorgung einschließlich sämtlicher Hilfsstoffe, die das Vitamin im Stoffwechsel überhaupt erst verwertbar machen. Konventionell angebaute Pflanzenprodukte enthalten oft nicht nur ein paar kümmerliche Moleküle Vitamin C. Selbst diese Vitamin C-Teilchen können oft im Stoffwechsel kaum etwas bewerkstelligen, weil ihnen hilfreiche Brüder und Schwestern aus der großen Familie der Biostoffe fehlen: Bioflavonoide, Eiweißbausteine, Spurenelemente oder Sauerstoff.

Obst mit hohen Vitamin C-Konzentrationen

- Zitronen
- Orangen
- Grapefruit
- Kiwi
- Äpfel
- Pflaumen
- Pfirsich
- Aprikosen
- alle Beeren
- Stachelbeeren
- Weintrauben

Gemüse mit hohen Vitamin C-Konzentrationen

- Tomaten
- Spinat
- Mangold
- Lauch
- Brokkoli
- Sellerie
- Fenchel
- alle Arten Kohl
- Chicoree
- Endivien
- Feld- und Kopfsalat

DIE FABELHAFTEN OMEGA-FETTSÄUREN

Hier handelt es sich zwar um Fett – aber erstaunlicherweise um Fett, das nicht dick, sondern schlank macht. Der Unterschied der Dick- oder Schlankfette liegt einfach darin, dass sie gesättigt oder ungesättigt sind. Die gesättigten Fettsäuren sind die Triglyzeride in den Speckdepots um Bauch und Hüften. Es ist praktisch gespeicherter Brennstoff, so wie das Öl unten im Kellertank Heizmaterial für die Wärmespender in den Zimmern ist. Das Wort »gesättigt« bedeutet etwa so viel, als dass diese Fettsäuren satt sind und kein großes Interesse an irgendwelchen Stoffwechselabenteuern im Körper haben. Sie sind damit zufrieden, in Adipozyten gehortet und dann auch wieder zu Energie verheizt zu werden. 98 Prozent aller Lipide in unserem Körper sind Triglyzeride.

Ganz anders verhält es sich mit den ungesättigten Fettsäuren. Die wirken im Körper wie quicklebendige Vitamine. Weil sie mit anderen Molekülen reagieren und damit den Stoffwechsel gehörig in Schwung bringen, tragen sie natürlich mächtig zum Fatburning bei.

Fettsäuren oder Lipide (wie sie von Wissenschaftlern bezeichnet werden) kann man mit Strickleitern vergleichen, an deren Sprossenenden Kohlenstoffatome sitzen. Fettsäuren können 10, 14, 18, 20 oder noch mehr Sprossen bzw. Kohlenstoffatome haben. Bei den ungesättigten Fettsäuren sind Kohlenstoffatome durch eine Doppelbrücke verbunden, von denen eine aber nicht besetzt ist, sie ist demnach ungesättigt. Eine solche Fettsäure verhält sich im Stoffwechsel unruhig, auf der Suche nach Sättigung. So wie ein Kind, das nicht alleine spielen möchte, sondern sich einen Partner wünscht.

Wenn man also einfach oder mehrfach ungesättigte Fettsäuren auf dem Teller hat, freut sich der Stoffwechsel schon. Denn jetzt kommt endlich Leben in den Organismus. Die Stoffwechselrate der Zellen steigt – deshalb wird mehr Speicherfett aus den Schwabbelpolstern angefordert und zu Energie verheizt.

FÜR BESSERE DURCHBLUTUNG SORGEN

Oft sorgen minimale Defizite dafür, dass sich ein Mensch so unendlich schwer tut, von seinem Übergewicht herunter zu kommen. Zum Beispiel ein Mangel an Vitamin C. Oder weil dem Stoffwechsel ein paar Mikrogramm Eisen oder Zink pro Tag fehlen. Oder eben auch, weil das Blut träge dahinfließt wie ein ausgetrocknetes Rinnsal. Was bei vielen Zeitgenossen der Fall ist.

Zur Erklärung: 70 Billionen Körperzellen können nur dann fleißig Fett aus dem Bauchspeck verbrennen, wenn ihr Stoffwechsel auf vollen Touren läuft – also möglichst auf 100 Prozent. Dies geht aber nur, wenn sie übers Blut ausreichend mit Eiweiß, Glukose, Fettsäuren, Wasser, Sauerstoff oder Vitaminen versorgt werden. Bei so manchem bemitleidenswerten Mitbürger aber schleppt das Blut gerade mal dürftige 50 Prozent der nötigen Nährstoffmenge an die Zellen heran – viel zu wenig, um abzunehmen, aber ausreichend genug, um weiterhin fröhlich Triglyzeride im Beeich von Bauch und Hüften zu horten.

In jedem von uns stecken rund 100.000 Kilometer Blutgefäße. Dies muss auch so sein, denn immerhin müssen 70 Billionen Körperzellen Anschluss an diese Versorgungsstraßen haben. In der dicken Aorta oder den Hauptadern strömt das Blut schnell dahin, mit einer Geschwindigkeit von etwa zwei Metern pro Minute. Je weiter sich Arterien jedoch im Gefäßlabyrinth verteilen, desto dünner werden die Adern. Die feinsten Kapillaren, die sich um die Blutgefäße schmiegen, sind, so fein, dass sich gerade noch ein rotes Blutkörperchen durch sie hindurch quetschen kann.

Schon ein geringfügiger Anstieg des Blutzuckers kann das Blut so verdicken, dass die Extremitäten wie Füße und Hände nur noch ungenügend mit Blut versorgt werden. Warnhinweis sind Kribbeln und Taubheitsgefühle. Dann weiß man auch schon, dass es im ganzen Körper mit der Energieversorgung und der Fettverbrennung hapert.

Hauptursachen für verdicktes Blut sind der Dauerkonsum von Süßem und Fettem. Süßes lässt den Blutzuckerspiegel steigen, Fettes ist reich an gesättigten Fettsäuren, da steigen Cholesterin- und Blutfettwerte, und der Blutfluss wird gedrosselt. Selbst bei gesunder Ernährung wartet dann das Gewebe flehentlich auf Biostoffe, die den eingeschlafenen Stoffwechsel aufwecken und in Schwung bringen. An ein Abnehmen ist nicht zu denken, der Traum von der niedrigeren Kleidergröße bleibt ausgeträumt.

OMEGA BRINGT DAS BLUT IN SCHWUNG

Warum erfrieren Pinguine im Grönlandeis nicht ihre Füße? Weil sie in ihrem Stoffwechsel viel Omega-3-Säuren synthetisieren, die das Blut dünnflüssig halten. Das gleiche gilt für alle Fische oder andere Tiere in den eiskalten Ozeanen von Arktis oder Antarktis. Der Blut gefriert selbst bei Temperaturen unter 40 Grad minus nicht.

Wir Menschen können also wieder einmal von Tieren viel lernen. Einfach gesättigtes Fett durch Omega-Fette ersetzen – und unser Blut freut sich über eine hohe Fließgeschwindigkeit. Darüber jubeln natürlich unsere Zellen erst recht, denn jetzt werden ihnen alle Nährstoffe unbehindert gewissermaßen bis vor die Haustür gespült.

Dazu gleich noch ein Tipp moderner Fettstoffwechselexperten: Die Durchblutung noch weiter ankurbeln mit allem, was möglichst scharf schmeckt: Paprika. Zwiebeln, Knoblauch, Rettich, Radieschen, Meerrettich, Senf, Ketchup, Essig, Ingwer, Curry, Chili, Pfeffer und andere scharfe Gewürze.

Speisen sollte man überhaupt möglichst mit Kräutern und Gewürzen schmackhaft machen. So wie es früher die Neandertaler gemacht haben, oder später die Indianer Nordamerikas bzw. überhaupt alle Naturvölker. In Indien wird verführerisch pikant und köstlich gekocht, gegart und gebraten – oft ganz ohne Salz. Nur mit Kräutern und Gewürzen.

Mit ein Grund übrigens, warum die Menschen in diesen Regionen ihr Leben lang schlank bleiben. Denn unser Kochsalz – chemisch Natriumchlorid – ist jenes Attribut, das Fettes erst genießbar macht. Wir wissen es alle: Fett für sich allein schmeckt grässlich. Kaum kommt Salz hinzu, formt sich der verlockende Geschmack. Deshalb dürfen wir getrost die Regel aufstellen: Alles was wir im Supermarkt kaufen und was salzig schmeckt, enthält zuviel Fett. Und zwar von der Sorte Triglyzeride, die sich sogleich wohlig in den behaglichen Fettzellen von Bauch- und Hüftgewebe niederlassen. Die Formel lautet: möglichst Finger weg von Salzigem!

Reich an Omega-Fettsäuren sind

- Lachs
- Forellen
- alle Kaltwasserfische wie Kabeljau, Heilbutt, Rotbarsch, Dorsch, Thunfisch usw.
- Avocado
- Oliven
- alle Pflanzenöle
- Mais
- Hülsenfrüchte

– Soja, Tofuprodukte
– Nüsse, Samen, Kerne

Schon zehn Oliven pro Tag können den Bedarf an lebensnotwendigen, so genannten essenziellen Fettsäuren decken, Zu denen zählen hochwertige Omega-Säuren wie z. B. die Linolsäure oder die Alpha- bzw. Gamma-Linolensäure. Genau so wie Vitamin C können wir diese Fettzellen nicht in unserem eigenen Stoffwechsel synthetisieren, wir müssen sie also unbedingt mit der Nahrung zu uns nehmen, denn ohne sie können wir nicht existieren. Und noch viel weniger schlank werden. Damit Pflanzen und ihre Früchte nicht austrocknen, reichern sie in ihren Blättern und Schalen hohe Konzentrationen an diesen Fettsäuren an. An einer Tomate, einem Apfel, einem Weizenkorn oder einem Kohlblatt perlt also der Regen ab, die Pflanzenzellen behalten aber ihre wichtige Zellflüssigkeit. Deshalb sind praktisch alle Pflanzen ganz hervorragende Spender der beiden bedeutenden Schlankmacher Vitamin C und Omega-Fettsäuren.

FATBURNER FETT

Omega-Fette begleiten uns tatkräftig auf dem Weg zurück zur Idealfigur. So genannte konjugierte Linolsäuren helfen sogar mit, Fettmoleküle aus Fleisch oder Käse zur Verbrennung und Energiegewinnung in die Zellen zu transportieren. Diese hochsensitiven Fette werden inzwischen von Toptrainern empfohlen, z.B. von der Louisiana State University oder der Aerobics and Fitness Association of America (AFAA), weil sie mithelfen, Muskeln auf- und Fett abzubauen. Obwohl Oliven also extrem fett sind (sie bestehen bis zu 25 Prozent aus Fettsäuren), machen sie nicht dick sondern schlank.

Jede an Omega-Fettsäuren reiche Mahlzeit senkt Cholesterin und Triglyzerid-Werte schon zwei Stunden nach einer Mahlzeit, während meist gleichzeitig die Lipolyse (die Fettfreisetzung) aus dem Bauchspeck angeregt wird. Omega-3-Fettsäuren wirken gefäßerweiternd, dadurch wird die Durchblutung und Nährstoffversorgung des Gewebes verbessert. Sie aktivieren auch die Synthese so genannter Eicosanoide, aus denen wiederum Prostaglandine (Gewebshormone) entstehen. Von denen gibt es wiederum verschiedene Typen, solche, die aus tierischer Nahrung gewonnen werden (z.B. Fleisch, Hackfleisch, Wurst) oder solche, die aus Fisch oder Pflanzen gewonnen werden. Die letzteren erweitern nicht nur die Gefäße, senken damit den Blutdruck und verbessern den Nährstofftransport. Sondern sie stimulieren auch die Freisetzung von Wachstumshormon, dem wohl bedeutendsten Schlankmacher der Natur seit vielen Millionen Jahren. Lesen Sie über diesen erstaunlichen Fatburner mehr in einem der folgenden Kapitel.

Omega-3-Fettsäuren werden auch in die feinen Membranhüllen roter Blutkörperchen eingebaut, machen diese damit im Blutstrom schlüpfriger, sodass sie noch effizienter den wichtigen Sauerstoff zu den Zellen transportieren können – einen weiteren aus der Familie der bedeutenden sieben Fettfresser. Lesen Sie bitte über diesen tollen Fettverbrennungsmechanismus mehr auf den folgenden Seiten.

JUNG & SCHLANK DURCH WACHSTUMSHORMON

Davon träumen die Menschen seit jeher: Dass es irgend eine Substanz gibt, eine Tablette oder ein Pülverchen, das verjüngt – und womöglich auch noch schlank macht.

Kaum zu glauben, aber so etwas gibt es tatsächlich schon seit rund 400 Millionen Jahren: das Wachstumshormon. Unsere üppige, paradiesische Natur beruht ja darauf, dass immer wieder neues Leben entsteht. Und dass sich Zellen teilen. Und neue junge, kerngesunde Zellen entstehen. Wissenschaftler bezeichnen diese Zellteilung als Mitose.

Die ist ganz wichtig, damit sich unser Gewebe verjüngen und regenerieren kann. Es gibt bedauernswerte Menschen, die über ihr Spiegelbild recht unglücklich sind: schlaffes, welkes Gewebe, dünne, schlecht durchblutete Haut. Grund ist, dass es kaum noch zu Mitosen im Körper kommt. Es bilden sich zu wenig neue Zellen. Oft sogar gar keine mehr – bei Frauen oder Männern, die gerade mal über 40 sind.

Psychoneuroendokrinologen (das sind Wissenschaftler, die sich mit dem interessanten Forschungsbereich von Hormonen und Nerven beschäftigen) stellen – wenn sie das Gehirn verstorbener Patienten untersuchen – immer wieder bestürzt fest, dass Menschen ab 40 oder 50 Jahren oft überhaupt kein Wachstumshormon mehr produzieren. Kaum noch ein paar Moleküle dieses bedeutenden Schlank- und Jungmachers der Natur.

Diese Frauen und Männer sind meist vorzeitig gealtert, oder sie befinden sich in einem Alterungsprozess, der zu rasch voranschreitet. Die gute Nachricht: Die Produktion von Wachstumshormon in der Hirnanhangdrüse lässt sich ankurbeln – und damit auch die Mitosen im Körper, die Synthesen neuen Zellguts und die Reparatur verbrauchter Körperzellen.

EIN UNVERGLEICHLICHES HORMON

Etwa 70 Minuten nach dem Einschlafen geschehen in unserer winzigen Hirnanhangdrüse im Zwischenhirn, der so genannten Hypophyse, aufregende Dinge. Jetzt nämlich synthetisiert dieses kleine Organ in großer Eile unvorstellbare Mengen an Wachstumshormon und pumpt diese Moleküle schubweise ins Blut. Die Drüse muss sich beeilen, denn die Zellerneuerung vollzieht sich nur nachts, während des Schlafs, der bekanntlich nicht sehr viele Stunden dauert. Dies ist auch bei allen Tieren in freier Natur so, egal ob es sich um einen Specht, einen Seehecht, ein Nilpferd oder einen Fuchs handelt.

Kaum ein anderes Molekül in unserem Körper wird zu einer solch anstrengenden Tätigkeit entsandt wie das Wachstumshormon. Es muss – natürlich im übertragenen Sinne – schier Unmenschliches leisten: Fettzellen aufsperren und Triglyzeride befreien, damit sich im Gewebe überhaupt ausreichend Energiebrennstoff für die vielen bevorstehenden Mitosen befindet. Und dann muss dieses Hormon auch noch Billionen und Aberbillionen Zellteilungen stimulieren, außerdem mithelfen, dass sich beschädigte, reparaturbedürftige, durch den Alltagsstress verbrauchte Zellen wieder verjüngen.

Weil so ein kleines Wachstumshormonmolekül so viel leisten muss, ist es auch besonders kräftig, es besteht aus 191 Aminosäuren, den Eiweißbausteinen, ist also sehr sperrig und fast schon überdimensional.

Für die nur kirschkerngroße Hirnanhangdrüse bedeutet es eine enorme Leistung, im Laufe weniger Nachtstunden Billionen solcher Hormonmoleküle zu synthetisieren und an den Blutkreislauf abzugeben. Denn vorher schon mal auf Vorrat anfertigen und speichern – das kann diese winzige Drüse leider nicht.

EIWEISS-POWER

- Das Wachstumshormon besteht ganz aus Eiweiß, doch für seine Synthese brauchen die Zellen der Hirnanhangdrüse viel Vitamin C. Die Ernährung muss also reich an beiden Nährstoffen sein. Ideal sind pflanzliche Lebensmittel, die sowohl viel Vitamin C als auch Eiweiß enthalten, wie z. B. Bohnen, Erbsen, Linsen oder Soja bzw. Tofuprodukte.
- Die Hirnanhangdrüse produziert acht lebensnotwendige Hormone. Wenn man sie zwischen Daumen und Zeigefinger auspressen könnte, würden fast nur Wasser und Wachstumshormon herausspritzen – Beweis dafür, wie wichtig der Natur gerade dieses Hormon ist. Die anderen Hormone werden in teils verschwindend geringen Mengen synthetisiert.
- Im Laufe des Wachstums und vor allem auch während der Pubertät produziert ein Mensch verständlicherweise viel Wachstumshormon. Doch auch in den Jahrzehnten danach sollte die Hormonproduktion gesund und aktiv funktionieren. Das Hormon baut schließlich nicht nur die Knochen, sondern auch Muskeln, Bindegewebe und Leber auf.
- Es hebt den Blutzuckerspiegel auf natürliche Weise an, wodurch Gehirn- und Nervenzellen besser mit ihrem einzigen verwertbaren Energiebrennstoff versorgt werden, der Glukose, der kleinsten Einheit der Kohlenhydrate. Gleichzeitig wirkt das Hormon auf Fettzellen lipolytisch, also Fett freisetzend.

- Wachstumshormon kann man nicht in der Apotheke kaufen, wie z. B. Vitamin C-Kautabletten. Es ist rezeptpflichtig und wird in der Arztpraxis injiziert. Vorsicht bei Angeboten (z.B. im Internet) mit der Bezeichnung »Wachstumshormon« oder »Human Growth Hormone«. Dabei handelt es sich meist um Kombinationen von Eiweißbausteinen, die IGF1 synthetisieren können, den Insulin-like Growth Factor, der dann Fettverbrennung und Zellverjüngung aktiviert. Mit einer vernünftigen Proteinversorgung aus naturbelassener biologischer Kost erzielt man jedoch denselben, wahrscheinlich sogar einen besseren Effekt.

DOKTOR MARTHAS FABELHAFTER SCHLANKHEITSTIPP

Den winzigen goldenen Schlüssel, um Fettzellen zu öffnen und Schwabbel-Triglyzeride daraus zu befreien, haben nur die Stresshormone, bzw. irgendwelche Peptide und andere Stoffe, die sonst noch am Fatburning beteiligt sind. Die meisten Stresshormone besorgen diesen Job tagsüber. Es sind Hormone oder hormonähnliche Substanzen, die uns tagsüber wach und konzentriert halten, damit wir unseren Alltagsstress optimal meistern können.

Das Wachstumshormon ist für alle Dickerchen deshalb so wichtig, weil es nachts schlank macht. Was gibt es schließlich Schöneres, als Körperfett abzuschmelzen, während man von einem Strandurlaub in Florida träumt?

Dr. Martha Leibowitz, eine bekannte Biochemikerin der University of California in Fullerton, hat gemeinsam mit weiblichen Kollegen eine bemerkenswerte Studie durchgeführt. Sie empfiehlt, abends, unmittelbar vor dem Zubettgehen, ein Häppchen Eiweiß pur zu sich zu nehmen, ca. 30 Gramm mageres Fleisch, Fisch oder Hähnchen (aber ohne Haut, denn die ist eine Cholesterin-Bombe!), Vegetarier können Tofu nehmen. Dazu den Saft einer frisch ausgepressten Zitrone trinken. Aber nicht erhitzen, denn sonst wird das kostbare Vitamin C zerstört.

Dr. Leibowitz: »Noch besser ist es, eine Zitrone zu vierteln und das Fruchtfleisch herauszubeißen. Schmeckt nur am Anfang sauer, beim zweiten Mal bereits recht angenehm. Der Vorteil ist, dass man mit dem Fruchtfleisch auch alle wichtigen Pflanzenschutzstoffe zu sich nimmt, die die Wirkung des enthaltenen Vitamin C bis zum Zwanzigfachen erhöhen.«

Aus diesem kleinen Snack rekrutiert der Dünndarm die ganze Nacht über Aminosäuren, also die mikroskopisch winzigen Eiweißbausteine. Außerdem Vitamin C-Moleküle. Diese Bestandteile wandern über die Blutgefäße zur Hirnanhangdrüse und beliefern diese mit dem unerlässlichen Rohstoff für die nächtliche Synthese von viel Wachstumshormon. Ohne Vitamin C fehlt der Drüse der Enzymspender für den Aufbau einer erheblichen Anzahl von Wachstumshormonmolekülen.

Dr. Leibowitz: »Kann sein, dass man morgens schon ein Pfund weniger auf der Waage hat. Das meiste davon ist zwar Wasser, das durch den erhöhten Zellstoffwechsel freigesetzt wurde. Aber es ist auch Fett dabei.«

Positive Nebenwirkung: Weil auch stimmungsaufhellende Neurotransmitter, also Glückshormone, mit Hilfe von Vitamin C aus Eiweißbausteinen synthetisiert werden, fühlt man sich morgens vorm Badezimmerspiegel meist auch besser. »Dies gilt insbesondere für Menschen, denen es mental schlecht geht«, sagt Dr. Martha Leibowitz, »die also unter Kummer, Problemen, Konflikten, Sorgen oder depressiven Verstimmungen leiden.«

GEHEIMNISVOLLE FOLSÄURE

»Bei vielen Übergewichtigen sind die Triglyzeride im Bauchspeck eingesperrt wie das Gold in Fort Knox«, sagen kalifornische Wissenschaftler. »Häufige Ursache: Folsäuremangel.«

Tatsächlich ist der Mangel an diesem kostbaren B-Vitamin eine der am meisten verbreiteten Mangelerscheinungen, vergleichbar nur noch mit dem Defizit an den beiden Spurenelementen Eisen und Zink. Wenn Folsäure fehlt, können Zellen und Zellkerne nur beschränkt verjüngt werden, denn dieses Vitamin ist, zusammen mit seinen beiden Geschwistern B_6 und B_{12}, unentbehrlicher Hilfsstoff für die verjüngende Tätigkeit von Wachstumshormon. Ein weiteres Beispiel also dafür, wie alle rund 70 lebensnotwendigen Nährstoffe in unserem Organismus zusammenwirken

Dass rund 70 Prozent aller Menschen in der zivilisierten westlichen Welt unter Folsäuremangel leiden, liegt vor allem daran, dass sie sich ungesund ernähren. Nudeln oder weißer Reis enthalten nun mal keine Folsäure, ebenso wenig wie Pommes frites, Schwarzwälder Kirschtorten oder Weißbrot. Fleisch – z. B. ein Schweineschnitzel oder Rindsgulasch vom Metzger – ist zwar relativ reich an Folsäure, doch beim Erhitzen, beim Braten, Grillen und Kochen, sterben die armen kleinen Folsäuremoleküle in Massen ab. Wenn der Kellner dann beim Griechen so ein prächtiges Pfeffersteak an den Tisch bringt, müsste man die Folsäuremoleküle schon mit der Lupe suchen. Dann mag nachts die Hirnanhangdrüse noch so viel Wachstumshormon synthetisieren – ohne Folsäure kann das Hormon beim besten Willen nicht die verjüngende Produktion neuer Mitosen ankurbeln. Morgens wacht man auf und fühlt sich nicht jünger. Die Chance ist vertan, beim Träumen die Altersuhr wieder ein wenig zurückzudrehen und dabei gleichzeitig ein paar hundert Gramm überschüssiges Gewicht zu verlieren.

JUNGMACHER FOLSÄURE

Wo immer es in unserem Körper zu Stoffwechselreaktionen kommt, sind bestimmte Stoffe beteiligt: Enzyme, Vitamine, Spurenelemente. Ganz ohne solche kleinen Helfermoleküle können sich Zellen nicht erneuern und verjüngen – und schon gar nicht teilen. Damit wir eine hübsche jugendliche Haut, festes Bindegewebe und solide Muskeln und Knochen haben, brauchen wir immer wieder neues Zellgewebe. Dies entsteht aus den Zellkernen heraus, also aus den Chromosomen, den Genen. Und genau hier, tief im Innern der geheimnisvollen Zellkerne, wirkt Folsäure als unermüdlicher Jung- und Schlankmacher.

Wenn Folsäure in Zellkernen fehlt, können Gene und Chromosomen nicht ausreichend repariert werden. Das Problem dabei: Es sind gleich alle Zellen betroffen, also nicht etwa nur diejenigen im kleinen Zeh oder im Ohrläppchen, sondern auch die im Bindegewebe, den Augen, den Muskeln. Folsäure ist einer der wichtigsten Gesundheitsmanager im Zellkern. Wenn das recht potente Molekül fehlt, geht in Sachen Beauty und guten Nerven gar nichts. Unsere Gene brauchen Folsäure, als Lieferant so genannter Methyl-Gruppen für den Einbau von Thymin (einer der vier Purinbasen) in die DNS.

Klingt kompliziert, aber man kann es ungefähr vergleichen mit einem Auto, das nur über drei statt vier Räder verfügt. Mit dem kann man natürlich keine großen Ausflüge unternehmen. Um bei diesem Bild zu bleiben, verhält es sich mit chronischem Folsäuremangel so, als steuerte man einen Toyota oder einen Opel, der mal eine kurze Strecke fährt, dann wieder stottert und stehen bleibt. Da macht das Autofahren natürlich keinen Spaß. Ebenso wenig Spaß macht es dem Zellstoffwechsel, wenn er mal ordentlich läuft, dann aber wieder ins Stottern kommt und stehen bleibt.

DAS FOLSÄURE-DILEMMA

Es gibt bedauernswerte Zeitgenossen, deren Blut kaum oder gar keine Folsäure enthält. Betroffen sind immer Menschen, die von früh bis spät durch die Stressmühle gedreht werden, denn Stress frisst bekanntlich Nährstoffe – und am liebsten Folsäure. Weil die sowohl im Nerven- als auch im Körperstoffwechsel an allen Enden und Ecken gebraucht und verbraucht wird. So mancher verfügt morgens noch über einen hübschen Vorrat an Folsäure, der aber gegen elf Uhr schon wieder aufgebraucht wird.

Dies kann katastrophale Folgen haben. Im Verbund mit seinen Geschwistern B_6 und B_{12} wandelt Folsäure nämlich in unseren 70 Billionen Körperzellen die chemische Substanz Homozystein in Methionin um. Homozystein ist ziemlich giftiger Bestandteil der Nahrung, aber kostbarer Rohstoff für die Aminosäure, den Eiweißbaustein Methionin. Wenn Homozystein nicht umgewandelt wird, bleibt es in Form rasiermesserscharfer Kristalle in Gefäßinnenwänden hängen, verletzt diese, und dann bilden sich Plaques aus ranzigem Cholesterin, abgelagertem Kalzium und anderen Stoffen. Adern verengen sich dann, der Blutdruck wird erhöht, und die Gefahr einer Arteriosklerose entsteht.

Gleichzeitig fehlt Methionin, der möglicherweise wichtigste Eiweißbaustein für die Entstehung des Lebens überhaupt.

WENN MAN ZU SCHNELL ALTERT

- Weil sich die Natur ausschließlich kerngesundes Leben auf Erden wünscht, hat sie die freien Radikalen erfunden. Deren Auftrag ist es, alles Kränkliche, Schwächliche, Welke möglichst ganz auszurotten. Wenn Zellen aber gut geschützt und durch Immunstoffe gepanzert sind, entstehen gar keine freien Radikalen, und man bleibt länger jung.
- Das Geheimnis von Jugend und schlanker Linie steckt in den so genannten Ribosomen, den bakterienwinzigen Werkstätten der Zellen, in denen unermüdlich Zellproteine aus Eiweißbausteinen zusammengeknüpft werden. Eine gesunde Herzmuskelzelle verfügt über etwa 200.000 solcher Ribosomen, eine Bindegewebszelle über rund 30.000 oder 40.000. Insgesamt aber kommt es in unseren 70 Billionen Körperzellen alle 24 Stunden zu Trillionen Eiweißsynthesen. Eine ganze Menge also.
- Jeweils am Anfang jeder dieser Trillionen Eiweißmoleküle, die unsere Zellen Tag für Tag herstellen, steht eine besondere Aminosäure: Methionin. Vergleichbar einer Lokomotive vor einem Zug mit sehr vielen Waggons – 30, 200, 500 Waggons oder noch mehr, je nachdem wie groß ein Zellmolekül ist, das im Auftrag der Gene in den Zellkernen hergestellt wird.
- Die Methionin-Lok am Anfang jedes Zellproteins wird als Start-Kodon bezeichnet. Wenn das

Eiweißmolekül fertiggestellt ist, wird dieses Methionin-Teilchen abgebaut – und erneut als Start-Kodon oder Lok für die Synthese eines neuen Zellproteins verwendet. Da wird also schon klar, dass Methionin unerlässlicher Baustein ist für unsere mentale und körperliche Gesundheit.

- Ohne Folsäure gibt es aber kein Methionin. Und demnach auch nur begrenzt neue Zellmoleküle. Der Zellstoffwechsel bricht dann zusammen. Von einstmals vielleicht 100 oder wenigstens 90 Prozent auf nur mehr 70, 62, 54, 48 oder noch weniger Prozent. Die Folge: Man fühlt sich ständig müde, schlapp, lustlos, verzagt, hat zu nichts Lust, verhält sich defensiv in Stress- und Konfliktsituationen, ist pessimistisch, neigt zu depressiven Verstimmungen. Außerdem welkt die Haut, das Bindegewebe, Muskeln haben keine Kraft mehr – und man wird automatisch dick, weil das Nahrungsfett, das man zu sich nimmt, gar nicht mehr zu Zellenergie verheizt wird. Wo keine Zellmoleküle mehr produziert werden, ist auch kein Energiebrennstoff nötig – ist ja auch ganz klar. So bleiben die Trigylzeride für alle Zeiten im Bauchspeck. Außerdem kommen immer mehr neue hinzu.
- Folsäuremangel bedeutet Methionin-Mangel – und der macht alt, welk, krank und dick. Was sich aber noch verheerender auswirkt: Es entsteht zu viel schädliches und giftiges Homozystein im Körper – ein zusätzlicher Alt-, Krank- und Dickmacher. Neben den freien Radikalen ist Homozystein das zweite wirkungsvolle Instru-

ment der Natur, mit dem es tief in unseren inneren Stoffwechsel eingreift, um Kränkliches, Schwächliches auszumerzen.

- Die gute Nachricht lautet: Frische Lieferungen von Folsäure übers Blut bringen auch sogleich frischen Schwung in den Stoffwechsel von Körper- und Nervenzellen. Und dies erfreulicherweise praktisch über Nacht. Weil Folsäure zu den bedeutenden lipolytischen (Fett fressenden) Substanzen in der Natur zählt, wird auch das Fatburning angeregt. Tagsüber ebenso wie nachts. Das einfache Motto: Folsäure-Defizite ausgleichen und fit, gesund und schlank werden. So einfach funktionieren die Spielregeln der Natur.

ARME TOMATE

Wenn ein solches Gemüse unter normalen Bedingungen aufwachsen darf, reichert die prallrote Frucht zwischen 10 und 12 Mikrogramm Folsäure an, dies entspricht etwa einem Achtel unseres Tagesbedarfs. Es gibt aber auch Tomaten, die haben kein so schönes Leben. Die werden in Südspanien unter künstlich subtropischen Bedingungen hochgezogen, unter Plastikfolien, auf die die Sonne unerbittlich hernieder brennt, unablässig besprüht von Wasser, das eine ständige Dampfatmosphäre bildet, brutal angetrieben von einem halben Dutzend aggressiver Wachstumsbeschleuniger, die unablässig schreien: »Wachse schneller, wachse schneller, wachse schneller! Wir wollen mit dir Geld verdienen!«

Weil in diesem Dampf und Phosphatgemisch Hunderte unterschiedlicher Insekten und Kriechtiere ebenfalls gedeihen, stoßen Sprinkler Wolken giftig-säurehaltiger Chemikalien aus, die die Tierchen abtöten. Lange bevor die genetisch programmierte Reifezeit der Tomate überhaupt erreicht ist, entwickelt die Tomate schon ihr üppig-rotes Kleid. Sie wird geerntet, verpackt und auf einen langen Transportweg verschickt.

Anstatt 10 oder 12 tausendstel Gramm Folsäure enthält so eine Frucht oft nicht einmal ein halbes Mikrogramm. Sie wird ja schon hartherzig abgetrennt, als sie soeben begann, ihre kostbaren Vitamine zu synthetisieren. Nicht anders verhält es sich mit vielen anderen konventionell angebauten pflanzlichen Erzeugnissen, mit Brokkoli, Feldsalat, Erdbeeren oder Pfirsichen. Wir modernen Supermarktmenschen kaufen dann derlei Obst und Gemüse im Glauben, etwas für unseren Vitaminhaushalt zu tun. Doch was am Ende auf den Tisch kommt, ist nahezu ebenso leer an Inhaltsstoffen wie eine Packung Rigatoni, ein Schöpflöffel weißer Reis, eine Stange Weißbrot oder eine Cremeschnitte vom Konditor.

SCHLANK MIT FOLSÄURE

Deshalb sollten wir lieber etwas mehr Geld ausgeben und Lebensmittel – wenigstens hin und wieder – beim Biobauern, im Naturkostladen oder im Supermarkt kaufen, der Bioprodukte anbietet. Während Vitamin C oder Wachstumshormon unmittelbar potente Fatburner sind, wirkt Folsäure im Geheimen Fett schmelzend. Es ist indirekt an nahezu allen lipolytischen Stoffwechselaktionen im Körper beteiligt:

- Als Kohlenstoffträger wirkt das B-Vitamin an der Synthese des Häms mit, einem eisenhaltigen Eiweißstoffs im Blutfarbstoff. Ohne Folsäure kann es keine roten Blutkörperchen geben – und damit auch keine Taxis für den Transport von Sauerstoff aus der Lunge übers Blut zu sämtlichen rund 70 Billionen Körperzellen. Und gerade der Sauerstoff ist es ja, der die Verbrennung von Fettmolekülen in Mitochondrien (Energiebrennkammern) erst möglich macht.

- Folsäure ist einer der fleißigen Handwerker beim Bau der Nukleinsäuren, aus denen unsere Chromosomen, die Erbanlagen in den Zellkernen bestehen. Neue Nukleinsäuren bedeuten Jugendlichkeit und stimulierte Fettverbrennung.
- Das Vitamin sorgt auch für mehr Magensäure, wenn immer wir uns vor einen gefüllten Teller an den Tisch setzen. Magensäure ist unendlich wichtig für die Vorverdauung von Eiweiß. Die Fettschmelze kann nur funktionieren, wenn unser Nahrungseiweiß auch wirklich möglichst bis zur letzten Aminosäure abgebaut wird.
- Nicht zuletzt ist Folsäure an der Synthese von Stresshormonen und Neurotransmittern (Glückshormonen) beteiligt, wie Adrenalin, Noradrenalin, Dopamin, Serotonin, Glukagon und anderen, die allesamt mithelfen, Triglyzeride aus dem Bauchspeck zu befreien und zu Zellenergie zu verheizen.

Dass die meisten Menschen unter Nährstoffmangel leiden – und dass viele von ihnen übergewichtig und dick werden – hängt mit einem fatalen Dauerdefizit an Folsäure zusammen. Experten empfehlen: Bioprodukte einkaufen, die reich an dem B-Vitamin sind, wie Soja- oder Tofuprodukte, Fenchel, Kohl, Spargel, Spinat und anderes Grüngemüse, grüner Salat, alle Vollkornprodukte, Wild- bzw. Naturreis und Linsen. Ideale Nahrungsergänzung sind Weizenkeim und Bierhefe.

BAUCHFETT WEG MIT ZINK

Neben Folsäuremangel ist Zinkmangel das in unserer Bevölkerung am weitesten verbreitete Nährstoffdefizit. Dies hängt mit unserer oft katastrophalen Ernährung zusammen (eine Bratwurst mit Pommes frites und Majonäse enthält praktisch kein einziges Molekül Zink), aber auch mit der Tatsache, dass unsere Agrarböden arm an diesem lebensnotwendigen Spurenelement sind. Nach der Eiszeit haben die Wassermassen schmelzender Gletscher viel Zink und andere harte Mineralien aus dem Boden gespült. Deshalb sind wir gerade bei der Versorgung unseres Körpers mit Zink auf den Einkauf von biologisch hochwertigen Produkten angewiesen.

Zink macht schön und schlank. Es ist als Enzymspender beim Bau von jugendlich-polsterndem Kollagen beteiligt, das Falten, Runzeln, Krähenfüße glättet. Es lässt auch Haare schneller sprießen, sorgt für eine schöne, gesunde Haut, für rasch wachsende Finger- und Fußnägel, die lang und biegsam wachsen, wunderschön glänzen und nicht gleich splittern, wenn man mal den Hausputz erledigt.

Zink ist heimlicher Enzymspender im Hintergrund von Knochenwachstum, Wundheilung oder Gewichtsabnahme. »In unsere Klinik werden bestürzend oft Patienten mit viel zu niedrigen Gewebskonzentrationen an Zink eingeliefert«, sagen Ärzte an Universitätskliniken. Vor allem mentaler Stress beansprucht oft alles Zink, das sich in einer soeben konsumierten Mahlzeit befunden hat. Was kaum jemand weiß: Wenn man seinen Fenchel, Kohlrabi seinen Wildreis oder seine Vollkornprodukte im Naturkostladen kauft, kann man mitunter seine Zinkzufuhr um 300 Prozent erhöhen. Da jubeln dann alle 70 Billionen Körperzellen.

TAUSENDSASSA ZINK

Normalerweise steckt im Körper eines gesunden Erwachsenen nicht mehr als ein halber Teelöffel Zink – verteilt natürlich auf 70 Billionen Körperzellen. Doch viele Menschen speichern nur einen dürftigen Bruchteil davon in ihrem Gewebe. Weil das bläuliche Metall an allen Ecken und Enden im Körper benötigt wird, wirkt sich ein Mangel natürlich in vielerlei unterschiedlichen Symptomen aus.

Leider werden Zinkdefizite in Arztpraxen fast nie diagnostiziert. Patienten klagen über chronische Müdigkeit, verzögerte Wundheilung, brüchige Nägel, Haarausfall, Nachtblindheit, Appetitmangel, Libidomangel, Übergewicht, Gliederzittern, Melancholie, depressive Verstimmungen – und werden jeweils mit einem Rezept für den jeweiligen Einzelbefund in die Apotheke geschickt. Nicht selten ist aber nur Zinkmangel verantwortlich – für alle diese Beschwerden.

Das Dilemma vieler übergewichtigen Zeitgenossen: Ein oder zwei aufeinanderfolgende Tage mit zinkarmen Mahlzeiten können Gewebskonzentrationen noch weiter absinken lassen. Zwölf Stunden nach einer total zinkfreien Mittagsmahlzeit, wie z. B. Spaghetti bolognese mit einem nachfolgenden Tiramisu, sinken Blutwerte an Zink noch einmal um 50 Prozent ab. Das Fazit: Den Menschen fehlt das Spurenelement, ihr Blut und ihre Zellen werden aber noch zusätzlich ausgeplündert.

Übergewichtige Menschen mit Zinkdefiziten tun sich enorm schwer, ihre Extrapfunde loszuwerden. Denn das Spurenelement ist praktisch an der Synthese aller Fett fressenden Stresshormone beteiligt. Wenn 30 Prozent Zink fehlen, können nur 30 Prozent weniger Fatburner-Hormone produziert werden – und die Triglyzeride im Depotspeck von Bauch, Hüften, Po und Oberschenkeln bleiben unangetastet.

FATBURNER ZINK

Die Genforschung mag aus vielerlei Gründen verteufelt werden (mitunter auch zu Recht) – aber sie hat doch auch ihr Gutes. Sie vermittelt Einsichten in die Entstehung und Behandlung von Beschwerden, und ebenso auch von Übergewicht. Die Natur kennt ja keine Befindlichkeitsstörungen wie Hühneraugen, Sodbrennen oder Nachtblindheit, sondern nur welke, alte oder frühzeitig verbrauchte Zellen, die eben für derlei Unpässlichkeiten verantwortlich sind. Ebenso natürlich wie für Krankheiten. Was Zellen krank macht oder frühzeitig altern lässt, wird aber stets aus ihrem Zellkern heraus bestimmt, aus den Genen bzw. den Chromosomen, diesen langen Fadenmolekülen der DNS, die unbestechlich über unsere mentale und körperliche Gesundheit bestimmen.

Eine bedeutende Rolle spielen dabei so genannte Zinkfinger. Dabei handelt es sich freilich nicht um Gebilde aus dem Metall Zink, sondern um Ionen, also um geladene Atomteilchen aus dem wichtigen Spurenelement. Diese Zinkfinger erregen immer mehr die Neugierde von Zellforschern, die der Natur die Geheimnisse des schnellen Abnehmens entlocken möchten.

Die Ionen beherrschen wie eigensinnige Schaltstellen die so genannte Transkription Fett schmelzender Eiweißmoleküle, die stets nach einem genetischen Muster im Zellkern entstehen. Zinkfinger sind Proteine aus rund 30 Aminosäuren. Sie schmiegen sich um Teile des langen Chromosomenmoleküls DNS und aktivieren die Ausprägung einer so genannten mRNS (messenger Ribonukleinsäure), die dann durch unendlich feine Poren in der Schutzhülle des Zellkerns ins große wässrige Innere der Zelle schlüpft.

Hier bindet sie sich an ein Methionin-Molekül als Start-Kodon – und in Sekundenschnelle knüpfen sich weitere Eiweißbausteine daran, bis zum Beispiel ein Stresshormon entsteht, das Triglyzeride aus dem Bauchfett freisetzt.

In unseren Zellkernen gibt es viele unterschiedliche Zinkfinger für unterschiedliche Stoffwechselaufgaben. Aber eben auch spezielle Neuronen-spezifische Regulatoren für die Ausprägung genetischer Fatburner. Wenn das Spurenelement Zink in der Nahrung und im Gewebe fehlt, fehlen auch Zinkionen für den genetischen Fettabbau. Diese neue Erkenntnis der Gen- und Zellforscher eröffnet jetzt übergewichtigen, dicken und fettleibigen Menschen neue Perspektiven für die Lipolyse, das Abschmelzen von lästigen Schwabbelpfunden im Bereich von Bauch und Hüften. Für einen kurzen Zeitraum können Zinkfinger ein Defizit an diesem Spurenelement ausgleichen, damit sich Zellen eben möglichst regenerieren und verjüngen können.

Dies ist ein wundervolles Beispiel dafür, wie sich die Natur in uns selbst aufopfert, damit wir möglichst lange gesund, fit, schlank und froh bleiben. Wenn aber Zink über lange Zeit fehlt, einfach deshalb, weil wir uns katastrophal ernähren, bricht die Zellverjüngung zusammen. Es kann dann sehr rasch zu Alterserscheinungen kommen.

EINFACH MEHR NATURBELASSENES AUF DEN TISCH

- Am meisten Zink enthalten Austern. Doch wer kann schon jeden Tag Austern essen? In unserem praktischen Ernährungsalltag fallen die Muscheln als Zinklieferant eigentlich weg.

- Gottlob liefert uns das Pflanzenreich wahre Schätze an diesem wichtigen Spurenelement. Insbesondere die Vollkornprodukte, also Weizen, Roggen, Gerste, Hafer, Dinkel, Buchweizen, Grünkern usw. sorgen dafür, dass unsere Zellen mit ausreichend Zink versorgt werden.
- Das gleiche gilt für Natur- bzw. Wildreis. Wie auch andere lebensnotwendige Spurenelemente befindet sich Zink im Keimling. Wenn der nämlich nach der Reife zu Boden sinkt und ins Erdreich eingewaschen wird, benötigt er das Spurenelement, um über den Herbst und den Winter zu wachsen und zu reifen, damit im Frühjahr neues Pflanzengut wachsen kann. Wir können also von Pflanzen wieder einmal viel lernen. Vor allem, dass so ein paar Mikrogramm Zink das Leben in Keimzellen aufrecht erhalten kann. Selbst wenn die Natur scheinbar tot unter einer weißen Schneedecke liegt.
- Bei der Zuckerherstellung werden kostbare Bestandteile der Zuckerrübe abgetrennt, nämlich die Melasse, der dicke, braune Sirup, der freilich einen unglaublichen Reichtum an Biostoffen enthält. Unter anderem auch Zink. Melasse ist deshalb ausgezeichnete Nahrungsergänzung, wenn man auf gesunde Weise süßen möchte. Eignet sich als Aufstrich für Brot oder Pfannkuchen, zum Süßen von Milch und Müsli – oder ganz einfach auch als kerngesunder Mini-Snack mit dem Löffel aus dem Sirupglas.

GEHEIMWAFFE EISEN

Auch dieses Spurenelement macht sich in unserem Organismus äußerst rar. Die Industrie fertigt Autoteile, Küchengerät, Nägel und Türklinken aus Eisen. Vor vier Milliarden Jahren lag viel von diesem Metall tot auf der Erde herum. Bis die Natur auf die Idee kam, dass Eisenatome ionisiert werden können, also gespalten und elektrisch aufgeladen. Dann sind sie nämlich im Stoffwechsel quicklebendig, so z. B. als Teil von Enzymen oder beim Transport von Sauerstoff über die Blutwege.

So wurde Eisen also unentbehrlich für die Entstehung allen Lebens auf der Erde. Das Problem vieler Menschen ist nur: Sie konsumieren zu wenig von diesem Spurenelement. Und das, was sie mit der Nahrung zu sich nehmen, wird oftmals noch gar nicht mal resorbiert, also vom Blut aufgenommen. Sondern gewissermaßen links liegen gelassen und dann über den Stuhl ausgeschieden.

Betroffen sind vor allem Frauen, die in unserer zivilisierten Gesellschaft ohnehin zu wenig Eisen im Körper haben. Und die außerdem wegen der Monatsregel viel Eisen verlieren. Weil das Mineral Sauerstoff transportiert, und weil Sauerstoff der Verbrennungs-Katalysator für Bauchspeck-Triglyzeride ist, wirkt sich Eisen natürlich auch auf die Figur aus. Übergewichtige haben fast immer einen signifikanten Eisenmangel. Ohne Eisen kann man hungern, fasten, alle Diäten der Welt durchprobieren und im Fitnessstudio bis zur Erschöpfung schwitzen – ein nachhaltiges Fatburning ist unmöglich.

FATALER EISENMANGEL

Wie soll ein Mensch, dem nur 40 Prozent von dem Eisen zur Verfügung steht, auf das seine Körperzellen sehnlichst warten, gesund sein? Es ist biochemisch gar nicht möglich. Hämoglobin-Moleküle, also der Blutfarbstoff, bestehen aus dem Protein Globin und dem eisenhaltigen Häm. Diese Moleküle sind wunderschön rot, sie färben auch unser Blut rot.

Im Blut eines gesunden Menschen kreisen rund 35 Milliarden roter Blutkörperchen, von denen jedes wiederum etwa 300 Millionen solcher roter Blutkörperchen enthält. Jedes einzelne davon kann eine Milliarde Sauerstoffmoleküle huckepack nehmen. Da wird schon klar, dass dem Blut bei der Sauerstoffversorgung des Körpers eine enorme Bedeutung zukommt.

Im Blut einer 50 Kilogramm schweren Frau zirkulieren dabei nur etwa 1,1 Gramm Hämoglobin-Eisen. Wir Menschen brauchen täglich etwa zehn bis zwölf Milligramm neues Eisen aus der Nahrung. Frauen bis zur Menopause freilich mehr – zwischen 13 und 25 tausendstel Gramm, je nach Ausmaß der Blutverluste während der Periode.

Ein Mangel führt zu ersten Warnsymptomen wie Müdigkeit, Kopfschmerzen, Lustlosigkeit, mentaler und körperlicher Leistungsschwäche, kann sich aber zu weit ernsteren Symptomen steigern. Dies ist verständlich. Denn: ohne Eisen kein Sauerstoff, der nun mal Lebensgrundlage ist, für alle Tiere und Menschen, seit Milliarden Jahren.

DAS EISEN IN UNSERER NAHRUNG

- Besonders viel von dem kostbaren Spurenelement ist in Leber enthalten. Eigentlich ganz klar, denn die Leber speichert ja zum Zwecke der Weiterverarbeitung ohnehin viel von nahezu allen Nährstoffen.
- Auch alle Hülsenfrüchte wie Bohnen, Erbsen und Linsen sind reich an Eisen, ebenso Soja bzw. Tofuprodukte, Pilze, Nüsse, Naturreis sowie alle Getreidearten, dementsprechend natürlich auch Vollkornbrot.
- Ähnlich wie Kalzium muss aber Eisen im Magen mit Hilfe von Magensäure erst ionisiert, also für den Stoffwechsel verwertbar gemacht werden. Weil vielen Menschen ab dem 35. oder 40. Lebensjahr Magensäure fehlt, ist ihre Eisenversorgung auch schlecht.
- Damit das Spurenelement im Körper richtig schön aktiv wird und an Schlankheitsprozessen teilnimmt, braucht es die Anwesenheit von Vitamin C-Molekülen. Eisen und Vitamin C sind bei zahlreichen chemischen Reaktionen untrennbar verbunden. Dazu zählt etwa das Einschleusen von Fettsäuren in die Mitochondrien, die Energiebrennkammern der Zellen. Wenn Eisen oder Vitamin C fehlen, bleibt das Enzym Karnitin zur Untätigkeit verdammt, das Fett in diese bakterienwinzigen Energieöfen transportiert.
- Da leuchtet schon ein, dass die Natur Vitamin C als Säurelocker für mehr Magensäure bestimmt hat. Die Ascorbin- und auch die Fruchtsäuren

in Obst oder Gemüse regen die Belegzellen der Magenschleimhaut an, Salzsäure zu synthetisieren und an den Magensaft abzugeben. Dadurch steigen die Säurewerte.

- Als Folge davon werden sowohl Eiweiß wie auch Kalzium oder Eisen besser ionisiert und verwertet – alles Voraussetzungen dafür, dass das Abspecken von Schwabbelpfunden leichter vonstatten geht. Ideal: ein kleiner, mit Essig oder Zitronensaft angemachter Salat vor dem Essen. Oder ganz einfach zur Mahlzeit eine Orangen-, Grapefruit oder Zitronenscheibe hinzulegen.
- Dass die Menschen in südlichen Ländern seit Jahrtausenden Zitronensaft über den Fisch träufeln, hat seinen Grund darin, dass lebenswichtige Nährstoffe wie Kalzium, Eiweiß oder Eisen besser verwertet werden. Die Menschen kamen und kommen mit kleineren Portionen aus – und werden nicht dick.

EISEN FÜR DIE SCHLANKE LINIE

Besonders reich an dem Fett schmelzenden Spurenelement sind Wurzelgemüse, Karotten, Blumenkohl, Kohl, Kartoffeln, Spinat, Brokkoli, Mangold, grüner Blattsalat, Tomaten, Sauerkraut, Hülsenfrüchte, Soja- und Tofuprodukte sowie Kaltwasserfisch. Fleisch, Fisch, Geflügel sollte man stets mit Vitamin C-Reichem kombinieren. Beispiele: Krabben-Cocktail mit fruchtiger Majonäse, Seezunge mit Orangenscheibchen, Putenschnitzel mit Spinat, Schweinelendchen mit Feldsalat.

Wenn Vitamin C fehlt, sinkt der Nährstoffwert von Nahrungsmitteln, die normalerweise befriedigende Konzentrationen an Nährstoffen haben. »Viele Menschen begehen den Fehler, dass sie nährstoffarme Beigaben wie Nudeln oder weißen Reis zusammen mit Fleisch und ebenfalls nährstoffarmem, ausgelaugtem Gemüse auf den Tisch bringen«, sagt Dr. Mervyn Getz vom weltweit angesehenen Forschungszentrum für menschliche Ernährung an der Tufts University in Boston (US-Staat Massachusetts). »Die wenigen Bestandteile an Enzymen, Eiweiß oder Vitaminen werden dann zusätzlich nur beschränkt resorbiert. Solche Mahlzeiten machen nur satt, können aber den Stoffwechsel nicht in Schwung bringen. Man bekommt schnell wieder Hunger und greift zu Naschereien. Eine Sonderrolle spielt dabei das Proteohormon Leptin, das durch das Fettleibigkeits-Gen kodiert und von Fettzellen freigesetzt wird. Es spielt bei der Regulierung des Fettstoffwechsels eine bedeutende Rolle.«

Lesen Sie bitte mehr über dieses neu entdeckte Appetithormon Leptin auf den folgenden Seiten.

SAUERSTOFF: EIN GESCHENK DER NATUR

Die Triglyzeride in unserem Bauchfett sind behaglich eingelagert, sie fühlen sich dort sogar wohl. Damit wir sie loswerden, sind mehrere Stoffwechselvorgänge notwendig:

- Vitamin C und das Spurenelement Zink sorgen als Enzymspender für die Synthese von reichlich Stresshormonen wie ACTH, Cortisol oder Adrenalin. Denn nur diese können mit ihren winzigen goldenen Schlüsselchen die Adipozyten (Fettzellen) aufsperren und Fettmoleküle freisetzen.
- Wachstumshormon ist die Herrscherin der Nacht unter den Stresshormonen. Sie verrichtet diesen Job während wir schlafen und träumen. Gleichzeitig regeneriert und verjüngt Wachstumshormon nachts unsere 70 Billionen Körperzellen, es sorgt dafür, dass neue junge Zellen entstehen. Dafür wird natürlich viel Energie benötigt. Den Brennstoff dafür liefern Glukose (die kleinste Einheit der Kohlenhydrate) und eben auch Fett.
- Wenn das fleißige Wachstumshormon aber keine Helfer zur Hand hätte, könnte es seine Aufgaben nicht erfüllen. Bester Freund und Verbündeter ist Folsäure aus der großartigen Familie der B-Vitamine. Folsäure ist der heimliche Weber am Webstuhl der Zellkerne überall in unserem Körper. Da wird schon klar: Wenn Folsäure im Körper fehlt, kann Wachstumshormon gleich zuhause bleiben. Es wird nicht gebraucht. Dann kann man nachts natürlich kein Körperfett abbauen.

- Eisen ist unerlässlich für den Transport von Sauerstoff in die Trillionen winziger Energiebrennkammern des Körpers. Und wir lernen es ja schon als Kind: Ohne Sauerstoff kann kein Feuer entfacht werden, keine Kerze brennen. Also kann ohne Sauerstoff in unserem Organismus auch kein Fett zu belebender Zellenergie verheizt werden.

DAS SAUERSTOFFWUNDER

Das genetische Programm von uns Menschen, der so genannte Genotyp, hat sich nie verändert, er deckt sich noch immer zu 98 Prozent mit jenem der Schimpansen, unserer Vorfahren vor mehreren hunderttausend Jahren. Das Prinzip von Fetteinbau und Fettabbau ist stets gleich geblieben und wird sich auch niemals verändern. Es lässt sich weder durch Schlankheitskuren noch Medikamente verändern.

Dies muss auch gar nicht sein, denn das Prnzip des Schlankwerdens – so wie die Natur es entwickelt hat – ist ohnehin unübertrefflich. Es steckt weiterhin in jedem von uns drin, in den Chromosomen, den Genen. Jeder übergewichtige oder dicke Mensch ist stolzer Besitzer eines perfekt funktionierenden Schlankheitssystems, das er nur einzuschalten braucht.

Seit etwa dem Jahr 2006, seit Wissenschaftlern also High-Tech-Analysegeräte zur Verfügung stehen, die Zellen und Gewebe im so genanten Nano-Bereich untersuchen, dies sind billiardstel Gramm, gibt es völlig neue, teilweise aufsehenerregende neue Erkenntnisse über unseren Fettstoffwechsel. »Viel von dem, was so genannte Diät-Päpste noch vor wenigen Jahren verkündet haben, können wir getrost links liegen lassen«, sagen Wissenschaftler. Heimlicher Motor der Lipolyse (der Fettfreisetzung) in unserem Organismus ist der Sauerstoff: »Je mehr Sauerstoff, desto mehr Fett kann verbrannt werden oder wird verbrannt.«

SAUERSTOFF ALS BLASEBALG

Je nach Zufuhr dieses Leben spendenden Elements in unsere Lungen und zu unseren Zellen blüht die Energieerzeugung auf und ebbt ab. »Man kann dies mit dem Blasebalg eines Schmieds vergleichen, der frisches Feuer entfacht«, sagt Dr. Janet Tighe von der University of Medicine in Newark (US-Staat New Jersey). »Wenn der Blasebalg ruht, ebbt das Feuer ab, lodert nicht mehr ungestüm. Wird der Blasebalg erneut betätigt, lässt der einströmende Sauerstoff das Feuer wieder aufleben. Genau so und nicht anders verhält es sich mit unserer Fettverbrennung. Die eigentliche Hauptrolle spielen dabei die Mitochondrien. Denn nur in diesen Energiebrennkammern kann Körperfett verheizt werden, nirgendwo sonst.«

Wenn wir einatmen und Luft einsaugen, werden in unserer Lunge rund 750 Millionen so genannter Alveolen aktiv, feinste Lungenbläschen, die für den Gasaustausch sorgen und insgesamt (könnte man sie also ausbreiten) eine Fläche von rund 80 Quadratmetern ausmachen, also mehr als die Fläche eines Badminton-Platzes. Hier wird der einströmende Sauerstoff ans Blut abgegeben und Kohlendioxid ausgeatmet. Die unzähligen winzigen Sauerstoffmoleküle gelangen ins Blutplasma und freuen sich jetzt schon darauf, an der allgemeinen Fettverbrennung mitwirken zu dürfen. Drei Viertel von ihnen werden ohne langes Zögern von Blutfarbstoffmolekülen aufgesaugt, das restliche Viertel erreicht auf einem eisenhaltiges Transportschiffchen mit der Bezeichnung Zytochrom P450 den Blutkreislauf.

An diesem Punkt entscheidet sich bereits, ob der Fettschalter auf »Ein« oder auf »Aus« gedreht wird, also auf Lipogenese (Fetteinbau) oder Lipolyse (Fettabbau). Denn manche Menschen atmen nur halb so viel Luft ein wie andere Zeitgenossen. Und nicht selten sind es diejenigen mit nur dürftiger

Lungentätigkeit, die noch dazu sauerstoffarme Luft einsaugen. Luft, die mitunter nur ein Zehntel so viel Sauerstoffmoleküle enthält wie beispielsweise die Luft im Wald. »Damit sinkt insgesamt die Fähigkeit zur Fettverbrennung um bis zu 80 Prozent«, sagt Dr. Tighe. »Nahezu alle Bemühungen schlank zu werden, werden durch mangelhafte Sauerstoffversorgung zunichte gemacht.«

Interessant: Denn bislang ging man stets davon aus, dass Bewegung, sportliche Betätigung unerlässlich fürs Abspecken ist. Jetzt deutet sich ein Umdenken an: Es ist eher die Sauerstoffversorgung der Fett verbrennenden Mitochondrien, die entscheidend ist, und die freilich durch Bewegung aktiviert wird. Aber reichlich Sauerstoff für die kleinen Brennzellen gibt es auch ganz ohne Bewegung. Beispiel Schnecke: Die bewegt sich kaum, nimmt aber trotzdem reichlich Sauerstoff für ihre Energiegewinnung auf.

MODERNE NEANDERTALER

Vor rund 80.000 oder 100.000 Jahren haben Menschen – genau so wie Tiere – praktisch ständig im Freien gelebt. Stets mitten drin im Sauerstoffangebot zum Nulltarif. Dementsprechend war ihr Gewebe von früh bis spät mit diesem Lebensspender versorgt. Die Menschen hatten damals viele Mitochondrien in ihren Zellen. Und diese Energiebrennzellen waren noch dazu groß und üppig.

Um abzunehmen, sollten wir eigentlich moderne Neandertaler werden. Auf Waldwegen, nassen oder feuchten Wiesen bzw. Wiesenwegen oder auch am oder über dem Wasser ist der Sauerstoffgehalt der Luft bis zu 80 Mal höher als in trockenen, mit Betonwänden ummauerten Räumen, deren Fenster und feuersichere Türen so dicht schließen, dass noch nicht mal eine Ameise reinkäme. In so einem Zimmer kann man nicht erwarten, dass man genau so viel Sauerstoff einatmet, als wenn man am Rande eines Wasserfalls sitzt. Viele bedauernswerte Zeitgenossen werden aber durch die Umstände gezwungen, den Tag in derlei Räumen zu verbringen. Vor einem Computer sitzend, eine Hand praktisch ständig am Telefon, von Terminen und Pflichten gehetzt, inmitten einer Schar anderer Leidgeprüfter, denen es auch nicht viel besser geht.

Ständig sitzend, mit nur ein paar kümmerlichen Sauerstoffmolekülen in der Raumluft – schlechte Voraussetzung für die Lipolyse. Selbst wenn man nun hungert oder fastet, Triglyzeride lassen sich nur schwer bewegen, ihre Fettheimat an Bauch und Hüften zu verlassen. Dafür sorgen so genannte neu entdeckte Stringent Factors in den Zellen. Diese winzigen Heinzelmännchen melden den Genen in den Zellkernen, dass Sauerstoff fehlt. Daraufhin schrumpfen Mitochondrien, Brennkammern werden abgebaut – und es werden weniger Fettmoleküle aus den Adipozyten zur Verbrennung angefordert.

GEHEIMNISVOLLE MITOCHONDRIEN

- Diese winzigen Brennkammern stecken in jeder unserer rund 70 Billionen Körperzellen. Sie liefern die Energie für den Zellstoffwechsel, indem sie Glukose (den Blutzucker) oder Fettmoleküle zu Energie verheizen.
- Das Mysteriöse an diesen bakterienkleinen Winzlingen ist, dass sie über eigene Gene verfügen, die sie vollkommen unabhängig von den Chromosomen in den Zellkernen machen. Moderne Zellforscher stellen deshalb die verblüffende These auf, dass Mitochondrien nichts an-

deres als Bakterien sind, die sich in unserem Körper (und jenen der Tiere) einnisten und den Körper gleichzeitig für ihr Überleben nutzen.

- Viel überraschender ist die Entdeckung, dass Mitochondrien seit Anbeginn der biologischen Evolution vor Milliarden Jahren stets nur von Frauen vererbt werden. Das männliche Geschlecht als Samenspender spielt für ihre Reproduktion überhaupt keine Rolle. Während es in den Zellkern-Chromosomen jeweils 23 Chromosomenpaare aus den übertragenen Erbanlagen von Vater und Mutter gibt, enthält die Mitochondrien-DNS nur weibliche Chromosomen.
- Mitochondrien sind sehr auf Sauerstoff angewiesen, den sie zum Verheizen von Fettsäuren benötigen. Ihre Zahl und Größe bestimmt sich demnach nach dem Sauerstoffvolumen, das dem Körper über die Lunge zugeführt wird. Je mehr Sauerstoff, desto zahlreicher und vor allem üppiger (und damit leistungsfähiger) werden Mitochondrien.
- Weil Kinder viel spielen und sich im Freien aufhalten, verfügen ihre Zellen über mehr und über größere Energiebrennkammern. Dies haben sie mit Tieren in freier Natur gemeinsam. Und dies ist auch ein Hauptgrund dafür, weshalb sie meist weitgehend schlank und energiegeladen bleiben. Sie können mehr und auch schneller Fett abbauen und zu Energie verheizen als mancher Erwachsene.
- Die Herzmuskelzelle einer gesunden erwachsenen Person verfügt über etwa 1.000 Mitochondrien. Bei Fehlernährung und vor allem auch bei

Sauerstoffmangel reduziert sich diese Anzahl auf 800, 650, 530, 470 und noch viel weniger Mitochondrien. Gleichzeitig schrumpfen diese winzigen Energieöfen, ihre Leistungskraft sinkt ab – die Folge ist eine verminderte Fettverbrennung, selbst wenn man Sport treibt.

- Eine halbstündiger Waldlauf (möglichst im Regen oder nach dem Regen) liefert dem Organismus etwa vier Mal mehr Sauerstoff als eine halbe Stunde Schwitzen an Tricep Machines, Deadlifts, Dumbbell Curls oder anderen chromglitzernden Foltermaschinen in der sauerstoffarmen Glitzerwelt eines modernen Fitnessstudios.
- Die gute Nachricht: Mitochondrien reagieren überraschend schnell auf Ernährung und Sauerstoffzufuhr. Schon eine halbe Stunde nach einer kerngesunden Mahlzeit mit viel biologisch angereichertem Gemüse nehmen sie an Anzahl und Größe zu. Später noch mal 40 Minuten auf regenfeuchten Wiesenwegen spazieren gehen- und sie werden noch üppiger und zahlreicher, ihre Leistungskraft kann innerhalb von zwei Stunden um 60 Prozent steigen. Dann kommt der Verbrennungsmotor der Zellen samt Fatburning erst so richtig in Schwung.

DAS LEPTIN-PROBLEM

Irgendwie ist es schon kurios: Da sieht man Leute mit Übergewicht auf der Straße, im Supermarkt, im Kaufhaus, im Bus, Menschen, die davon träumen, sich danach sehnen, von ihren Schwabbelpfunden loszukommen und kaum einer, oder möglicherweise überhaupt keiner, ist sich bewusst, dass er eigentlich lediglich ein Leptin-Problem hat.

Wir Menschen mögen mit unseren rund 70 Billionen Körperzellen, von denen jede einzelne wiederum aus Millionen Einzelteilen besteht, kompliziert aufgebaut sein. Doch in den wesentlichen Mechanismen wie Gesundheit, Schlanksein, Fortpflanzung, Stressbewältigung, Schlaf funktioniert die Natur in uns unendlich simpel.

Wenn wir eine Mahlzeit zu uns genommen haben, sind wir satt. Je gesünder, also reicher an Biostoffen, diese Mahlzeit war, desto länger bleiben wir satt. Über einen desto längeren Zeitraum strömen aus dem Nahrungsbrei im Dünndarm Vitamine, Eiweißbausteine, Glukose, Fettsäuren oder Mineralien ins Blut und zu den Zellen, um diese zu ernähren. Gesunde Kost ist also etwas Gutes, weil man nicht gleich wieder Hunger kriegt und weil das Gewebe hübsch mit Nährstoffen aufgepäppelt wird.

Wenn wir jedoch eine Mahlzeit zu uns nehmen, in der man die Nährstoffmoleküle auf dem Teller mit der Lupe suchen muss, bekommen wir rasch wieder Appetit und Hunger – und unsere Zellen ebenfalls. Denn denen kann unser Blut als Transporteur nur eine kümmerliche Magerration anbieten. Wir greifen dann hastig zu Snacks, zu Schokoherzen, Kartoffel-Chips, Salzstangen oder einem Nusshörnchen. Dies sättigt kurzfristig. Doch weil keine Nährstoffe enthalten sind, werden wir erneut schnell hungrig. Verführt von der offenen Pralinenschachtel auf dem Schreibtisch, von der Packung Salzstangen in der Schublade.

Lebensmittel, die erneut nur kurz sättigen, neuen Hunger erzeugen. Und dick machen. Während 70 Billionen Körperzellen sehnsüchtig auf Vitamin B_2, auf Chrom, Mangan, Magnesium, Omega-Fettsäuren, Folsäure oder Vitamin C warten.

Das so genannte Proteohormon Leptin hemmt Hungergefühle. Es wird von gesunder Kost aktiviert, speziell von biologisch erzeugten Lebensmitteln. Ausreichend Leptin hilft dynamisch beim Abnehmen und schlank bleiben.

Doch fast allen Übergewichtigen auf der Straße, im Bus, im Supermarkt oder sonst wo fehlt Leptin. Sie alle haben ein Leptin-Problem. Und tun sich deshalb unsäglich schwer, von ihren lästigen Extrapfunden loszukommen.

WAS IST EIGENTLICH LEPTIN?

- Ein Eiweißstoff, den die Natur erfunden hat, damit wir schlank bleiben.
- Leptin wird durch ein so genanntes Obese-Gen (Fettleibigkeits-Gen) in Fettzellen kodiert, aus Eiweißbausteinchen zusammengesetzt und von Fettzellen abgegeben.
- Dieses Peptid wandert dann über Blutbahnen ins Gehirn und steuert sogleich bestimmte Zellen im Hypothalamus an, unserer Leben spendenden Drüse im Zwischenhirn. In Neuronen dieses Hirngebiets unterdrückt Leptin Appetit stimulierende Neuropeptide wie z. B. Neuropeptid Y und das so genannte Agouti-related Prote-

in. Als Folge davon haben wir schon mal gar nicht so viel Hunger und werden auch von ständig präsenten Naschereien nicht mehr so leicht verführt.

- Leptin stimuliert aber auch die Synthese von Proopiomelanocortin (POMC), einem großen Hormonmolekül, aus dem wiederum der Melanocortin-Pfad entsteht, gewissermaßen der Weg zur Idealfigur.
- Die meisten übergewichtigen oder fettleibigen Menschen leiden an einer so genannten Leptin-Resistenz. Weil ihre Fettzellen oft randvoll sind, sind auch ihre Leptin-Konzentrationen im Blut hoch. Doch ihre kleinen Leptin-Moleküle werden von Hirnneuronen nicht angenommen. Sie können also nicht das Signal übermitteln, dass der Organismus ja schon mehr als genügend Fett gespeichert hat und deshalb keine weiteren Trigyzeride braucht. Leptin ist also auch ein Hilfeschrei der Fettzellen, die alle Welt wissen lassen wollen, dass sie von ihren Triglyzeriden befreit werden möchten.
- Diese bedauernswerten Zeitgenossen haben also auch weiter Appetit, Hunger oder gar Heißhunger, obwohl ihr Körper gar keine Energiespender mehr braucht. Ihr Fetthaushalt ist praktisch total entgleist, ein einziges Chaos.
- Vorm Badezimmerspiegel erkennt man davon freilich nichts. Erst die brandneuen Erkenntnisse der Zell- und Genforscher vermitteln jetzt neue Einsichten ins Dickerwerden – und neue, hoffnungsvolle Programme für ein überraschend schnelles Abspecken.

SO MACHT LEPTIN WIEDER SCHLANK

Wenn so ein moderner Zellforscher einen Dicken in der Fußgängerzone sieht, weiß er schon mit ziemlicher Sicherheit, dass dessen Leptin-Melanocortin-System irgendwie aus der Balance geraten ist. Verantwortlich sind Snips und Gendefekte, die einige wenige Moleküle auf diesem wichtigen Schlankheitspfad unterbrechen. »Dies ist ungefähr so, als wenn man mit dem Auto unterwegs ist und das Ziel ›Idealfigur‹ schon vor sich sieht«, erklärt ein Wissenschaftler. »Doch dann kommt es zum Stau, weil die Fahrbahn zerstört ist«.

Man kommt auf seinem Schlankheitsweg nicht mehr voran, ganz egal wie sehr man sich auch bemühen mag.

Diesem interessanten Problem widmen sich Dr. Paul Enriori und ein gutes Dutzend seiner Kollegen an der Oregon Health and Science University in Beaverton (US-Staat Oregon), einer der ersten Adressen für die Entschlüsselung des Fettgeheimnisses in unserem Körper. Im Juni 2007 gaben Dr. Enriori und sein Team ein interessantes Studienergebnis bekannt: »Übergewichtige haben oft erhöhte Leptin-Werte im Blut, doch ihr Hypothalamus, also ihre Schaltzentralen im Gehirn reagieren nicht auf die Signale der Appetitzügelung. Wir fanden nun heraus, dass ein Verzicht auf Fett in der Mahlzeit diese Entgleisung in den verantwortlichen Melanocortin-Neuronen im Zwischenhirn korrigieren kann. Leptin kontrolliert dann wieder präzise die Nahrungsaufnahme, auch die glykämisch potenter Lebensmittel.« Zur Information: Zu diesen zählen Nahrungsmittel mit so genanntem hohem glykämischem Index wie z. B. Pasta, weißer Reis oder die Kartoffelstärke.

Die Schlussfolgerung der Wissenschaftler: den Konsum gesättigter Fettsäuren reduzieren, also weniger Fleisch und Schinken (mit den enthaltenen versteckten Fetten), Hackfleisch, Wurst, fetten Käse und fette Soßen auf den Tisch bringen. Das gleiche gilt für Pommes frites, die oft fettgetränkt sind und von gesundheitsschädlichen Transfettsäuren triefen, deren Kalorien bis zu 75 Prozent von dem enthaltenen Fett stammen. Auch Majonäsen, Dips, Dressings sind oft sehr reich an Fett.

Wem es wirklich ernsthaft darum geht, möglichst rasch seine lästigen Extrapfunde an Bauch und Hüften loszuwerden, der sollte möglichst oft biologisch angebautes Obst, Gemüse, Hülsenfrüchte, Salat und Vollkornprodukte auf den Tisch bringen, die allesamt enorm reich an lipolytischen (Fett schmelzenden) Nährstoffen sind. Lesen Sie dazu bitte auch die Ernährungsprogramme im hinteren Teil dieses Buches.

BIOLOGISCH ABNEHMEN: DAS NATURGESETZ

- Hungern, Fasten, Schlankheitskuren, Kalorienzählen, Verzicht, Glyx-Tabellen, Trennkostposter bedeuten passiven Gewichtsverlust. Dem Körper werden gewaltsam Fett, Wasser, Vitamine, Mineralien geraubt. Darunter leidet er oft unsäglich.
- Gleichzeitig frisst der Organismus unbarmherzig Eiweiß aus dem eigenen Bindegewebe und den eigenen Muskeln – weil er die Proteine ganz einfach zum Überleben benötigt. Der Stoffwechsel sinkt dramatisch ab, damit die mentale und körperliche Leistungsfähigkeit.
- Passives Abnehmen mit Hilfe einer nährstoffarmen Diät führt dazu, dass die armen Adipozyten (die Fettzellen) ihre Triglyzeride nur noch ver-

zweifelter festhalten. Im Bemühen, dem Organismus lebensrettende Resourcen zu erhalten.

- Ganz anders dagegen das biologische Abnehmen nach dem simplen Rezept: nur noch Naturbelassenes auf den Tisch, wie Obst, Salat, Rohkost, Gemüse, Hülsenfrüchte, Vollkornprodukte, Wildreis, Eier, Milch, Joghurt oder Käse. Zur Information: Pommes frites sind keine naturbelassenen Lebensmittel, ebenso wenig wie Fischstäbchen oder Mikrowellengerichte.
- Biologisch abnehmen ist dynamischer Fettabbau von der ersten Minute an. Dr. Chuck Wertzen, Ernährungsexperte an der Tufts-Universität in Boston (USA): »Je nach Übergewicht baut man dabei pro Monat etwa zehn Prozent der überflüssigen Fettdepots ab. Wer zehn Kilo zuviel hat, also ein Kilo pro Monat. Im zweiten Monat werden von den noch recht hartnäckigen neun Kilo Übergewicht neunhundert Gramm abgebaut. Über die Monate hinweg reduziert sich das Körpergewicht ganz allein, ohne irgendwelches Zutun, bis nach rund einem Jahr das Idealgewicht erreicht ist.«.
- Bei gesunder Basiskost bleibt dieses Gewicht erhalten. Man darf sich dann auch die kleinen Sünden erlauben: eine Praline aus der Schachtel, die die Kollegin über den Schreibtisch zuschiebt, eine Vanillecremeschnitte vom Konditor vorn an der Ecke, den Zucker im Kaffee, den Fettrand am Rumpsteak, auch mal eine Pizzascheibe oder ein Salamibrötchen.
- Große sportlicher Abenteuer werden beim »Biologisch abnehmen«-Programm nicht gebraucht.

Vom Schwitzen nimmt man ohnehin nicht ab. Manch ehrgeiziger Hungerkünstler radelt noch 40 Kilometer durchs Wochenende und nimmt trotzdem kein Gramm Fett ab, höchstens zwei Liter wertvolles Zellwasser.

- Tipp von Experten des weltberühmten Gatorade Sports Science Institute (GSSI, von dort stammt auch der bekannte Sportler-Drink) in Barrington (US-Staat Illinois): »Am besten erst mal auf Aufzüge und Rolltreppen verzichten, die nach oben führen. Stufen, Treppen möglichst zu Fuß gehen, auch mal bis ins sechste Stockwerk hinauf, wenn es sein muss. Das ist wie Bergsteigen im Flachland – und hilft beim raschen Abspecken.«

TRÄUM DICH SCHLANK

Was kaum jemand weiß: Wir nehmen vorwiegend nachts ab, im Schlaf, bzw. auch tagsüber während Ruhephasen. Frauen und Männer mit Schlafproblemen oder mit zuwenig Schlaf haben es viel schwerer, von ihrem Übergewicht herunter zu kommen. Ärzte, Ärztinnen und Klinikpersonal wissen es längst aus dem Umgang mit Patienten, dass fast immer eine enge Beziehung zwischen Schlafverhalten und Körpergewicht besteht.

Tatsache ist, dass die sieben lipolytischen (Fett fressenden) Nährstoffe und Moleküle wie Vitamin C, Folsäure, Zink, Eisen, Wachstumshormon, Sauerstoff oder Omega-Fettsäuren nur während Ruhe- und Schlafphasen ungehindert aus dem Nahrungsbrei im Darm ins Blut und schließlich zu den Körper- und Fettzellen gelangen. Dafür gibt es eine ganz einfache Erklärung: Die Natur hat es so eingerichtet, dass wir den Tagesstress unter dem Einfluss des so genanten sympathischen vegetativen Nervensystems bewältigen, das uns wach, konzentriert und leistungsfähig erhält. Dieses System wird auch Sympathikus genannt. Unter ihm ist Fettabbau nur bedingt möglich. Weil Hantelheben Stress ist, ist diese Sportart zwangsläufig auch nur bedingt zur Lipolyse (zur Fettfreisetzung) geeignet.

Das gegenseitige System ist der Parasympathikus, das parasympathische vegetative Nervensystem, das uns im Ruhezustand und speziell im Schlaf beherrscht. Unter diesem System können wir Fett abschmelzen und Körpergewicht verlieren. Weil erstens das Fett fressende Wachstumshormon aktiv wird. Und weil der Parasympathikus vor allem den Nährstofftransport zu den Zellen so richtig schön in Schwung bringt.

Besser schlafen, Einschlaf- und Durchschlafstörungen überwinden ist übrigens kein so großes Problem. Der Natur liegt sehr daran, dass wir ausreichend Schlaf haben. Deshalb hat sie die Wach-Schlaf-Schaltung auch sehr simpel gestaltet. Leider hat uns die Pharmaindustrie mit ihren Schlaftabletten (rund 40 Millionen verkaufte Packungen pro Jahr) seit Jahrzehnten irregeführt. Anstatt uns den simplen Mechanismus zu erklären, wie man schnell und bequem einschläft. Lesen Sie auch darüber bitte mehr auf den folgenden Seiten.

DAS SYMPATHISCHE NERVENSYSTEM

Es ist, ebenso wie der Parasympathikus, autonom, das heißt, wir können es mit unserem Willen nicht beeinflussen. Über die lebenswichtigen Mechanismen in unserem Körper gibt die Natur die Kontrolle nicht her. Dazu zählen z. B. die Atmung, der Herzschlag, Nieren- und Lebertätigkeit und vieles mehr. Wenn wir morgens aufwachen, sorgt bereits der Melanocortin-Pfad dafür, dass jede Menge wachmachender Stresshormone produziert werden, die allesamt dazu dienen, dass wir den Herausforderungen des Alltags offensiv und möglichst auch freudig begegnen können. Gleichzeitig verengen sich unsere Gefäße. Als Folge davon steigt der Blutdruck leicht an, Herz und Kreislauf werden also angeregt. Dies ist wie bei einem Gartenschlauch, den man verengt – da schießt das Wasser mit höherem Druck heraus.

Auch die Gehirntätigkeit wird angeregt, dafür kommt es zu einer Verengung der Arterien im Genitalbereich. Stress ist also als Vorbereitung für die Liebe nicht gerade geeignet. Denn für Libido und Orgasmusfähigkeit müssen die so genannten Pudendal-Arterien im Schambereich erweitert sein, damit mehr Blut hindurchströmen und die Schwellkörper im Corpus cavernosum vollpumpen kann. Sonst geht nämlich in Sachen Liebeserfüllung nicht viel.

Entscheidend ist vor allem, dass unter dem Sympathikus die Magen- und Darmtätigkeit gedrosselt ist. Wenn wir uns also genervt im Auto durch den Straßenverkehr quälen, uns am Computer zu Tode klicken oder uns daheim mit drei Kindern herumschlagen, bleibt der Nahrungsbrei im Verdauungstrakt ziemlich unangetastet. Dann strömen auch kaum Nährstoffe übers Blut zu den Zellen. Und vor allem natürlich auch keine Fett fressenden Biostoffe.

DAS PARASYMPATHISCHE NERVENSYSTEM

Dies wird im Ruhe- und Schlafzustand eingeschaltet, funktioniert genau entgegengesetzt: Hirn-, Herz- und Kreislauftätigkeit sind vermindert, die Gefäße leicht erweitert. Die Magen- und Darmtätigkeit läuft auf vollen Touren. Der Nährstofftransport zu den Körperzellen läuft auf vollen Touren.

Dadurch können sich Zellen und Gewebe regenerieren und verjüngen – Voraussetzung für einen erhöhten Stoffwechsel, der wiederum Energierohstoff in Form von Blutzucker und Fettsäuren beansprucht. Wer übergewichtig oder dick ist, darf seinen Nachtschlaf freilich nicht dazu missbrauchen, seine Fettzellen auch gleich mit Triglyzeriden voll zu stopfen. Deshalb sollte gerade die Abendmahlzeit arm oder ganz frei an gesättigten Fettsäuren sein. Wurst, fetter Käse, Hackfleischprodukte usw. sind also tabu. Dafür muss die Nahrung reich an naturbelassenen Lebensmitteln sein bzw. ganz daraus bestehen: Gemüse, Hülsenfrüchte, Kartoffeln, Eier, Vollkornprodukte, Milch, Fisch usw. Und die sollten nach Möglichkeit aus dem Bioangebot stammen, weil sie dann reicher an Fett fressenden Inhaltsstoffen sind.

VON DER STUBENFLIEGE LERNEN

- Tiere beherrschen das Umkippen vom Sympathikus zum Parasympathikus und umgekehrt perfekt. Beispiel Stubenfliege: Die kreist in wilden Zickzacks durch ihre Welt, auf der Suche nach Nahrung und beherrscht von der Sorge nicht gefressen zu werden. In dieser Phase ist ihr Stresssystem hellwach.
- Plötzlich klebt sie an der Wand und verharrt dort lange Zeit, scheinbar leblos. Ihr vegetatives Nervensystem ist von einer Sekunde auf die andere gekippt: vom Wach- in den Schlaf- bzw. Ruhezustand. Ehe sie aufwacht und hoch konzentriert eine neue wilde Zickzackreise unternimmt.
- Bei uns Menschen funktioniert dieses Umschalten überhaupt nicht mehr. Es dauert zu lange, bis wir einschlafen. Und morgens zu lange, ehe wir richtig wach und stressfähig werden.
- Gleichzeitig gerät unser Verdauungssystem in Unordnung. Wir sind meist gezwungen, unter Stressbedingungen zu verdauen, was sich nicht verträgt. Wer mittags kerngesund isst, sich aber sogleich wieder in die Stressmühle begibt, drosselt die Magen- und Darmtätigkeit. Nahrung bleibt dann teilweise unverdaut oder mangelhaft verwertet.
- Deshalb ist es sehr wichtig, in sich selbst den Kippschalter fürs Einschlafen zu finden. »Essen und Trinken ist nur eine Hälfte der Ernährung«, sagen Wissenschaftler. »Die andere Hälfte sind Ruhephasen und Schlaf.«

- Der Parasympathikus, also das Ruhe- und Schlafsystem erzeugt einen inneren Zustand, in dem sich unsere Zellen, unser Gewebe verjüngen. Deshalb sehen wir ja morgens vorm Badezimmerspiegel meist jünger und erholt aus. Dieses System isr aber auch der beste Verbündete, wenn es darum geht, überflüssiges Körpergewicht abzubauen.

SCHLAFEN WIE IM TRAUM

Wir Menschen sind von unserem Gewebeaufbau her, mit unseren rund 70 Billionen Körperzellen, ein sehr kompliziertes Gebilde – viel komplizierter noch als jeder Computer samt der rätselhaften, tausendfach verzweigten und verästelten Software, die es am Ende irgendwie schafft, dass wir im Internet ein Buch bestellen oder eine Information abrufen können.

In den entscheidenden Mechanismen aber ist die Natur unendlich simpel. So wie man 1 + 1 + 1 = 3 summiert, baut sich unsere Lebensfähigkeit auf drei Elementen auf:

1) Stress, damit wir die Herausforderungen des Alltags meistern,
2) Ernährung, damit wir unsere Zellen wieder aufpäppeln und kräftigen,
3) Ruhephasen und Schlaf, damit sich unser Gewebe regenerieren und verjüngen kann.

Dieses Prinzip ist in der Natur überall gleich, auch bei allen Tieren und – im erweiterten Sinn – auch bei allen Pflanzen.

Und es hat sich in Hunderten Millionen Jahren nicht verändert.

Weil Schlaf so wichtig für unsere Existenzfähigkeit ist, hat die Natur den Wach-Schlaf-Kippschalter auch so simpel gestaltet. Die Fähigkeit rasch einzuschlafen und auch erholsam durchzuschlafen, steckt in jedem von uns drin, unauslöschlich eingeprägt in unserem genetischen Programm.

DAMIT DAS SANDMÄNNCHEN KOMMT

Der Kippschalter zum Einschlafen ist ein geringfügiges Absenken des Blutdrucks. Solange der Blutdruck leicht erhöht ist, kann man nicht einschlafen. Bestimmt wird der Blutdruck weitgehend von der Gefäßstellung:

- Normale Gefäße bedeuten normalen Blutdruck.
- Verengte Gefäße bedeuten erhöhten Blutdruck.
- Erweiterte Gefäße bedeuten sinkenden Blutdruck.

Wenn wir abends ins Bett gehen und noch wohlig das Daunenkissen unter den Kopf schieben, dürfen die Gefäße nicht verengt sein. Die folgenden Faktoren sorgen aber für verengte Gefäße und sperren das Sandmännchen aus:

- Salz bzw. eine salzreiche Abendmahlzeit
- Nikotin, also Zigarettenrauchen
- Kaffee
- Stress

Im Bett Probleme wälzen, sich mit seinen Sorgen, Konflikten beschäftigen, an die Pflichten des kommenden Tages denken bedeutet mentalen Stress – und Gefäße sind verengt. Da will das Sandmännchen nicht so recht eintreten. Es bleibt draußen vor der Schlafzimmertür und wartet.

Salz, Nikotin, Teer, Coffein sind Gifte, die der Organismus nicht so gern mag. Damit diese möglichst gar nicht erst lange zu den Zellen gelangen und ihnen schaden, verengt der Organismus die Blut führenden Adern. Die Folge ist ein erhöhter Blutdruck. Und erneut wartet das Sandmännchen – und hofft, dass sich die Arterien bald weiten, damit es eintreten und die betroffene Person in einen süßen Schlaf wiegen kann.

Je mehr Blutdruck steigernde Faktoren zusammenkommen, desto schwieriger wird das Ein- oder Durchschlafen. Abschreckendes Beispiel: Man geht spät abends zum Griechen und verleibt sich ein gesalzenes Pfeffersteak ein, mit salzreicher Fettsoße, ordentlich Salz mit dem Salzstreuer über den Pommes, danach ein doppelter Espresso – und raus mit den Zigaretten. Später im Bett grübelt man über Partner- oder Geldprobleme und berufliche Konflikte nach.

Da klebt der Blutdruck unweigerlich auf einer zu hohen Marke.

Und das Sandmännchen wartet. Und wartet. Und wartet.

ISS DICH MÜDE

Die Natur wünscht sich ja nun gottlob, dass wir auch ausreichend Schlaf haben. Deshalb hat sie das Einschlafsystem perfektioniert. Dies besteht erfreulicher Weise einfach darin, dass sich unsere Arterien geringfügig erweitern. Dafür sorgt das Bauchspeicheldrüsenhormon Insulin.

Insulin ist ein anaboles, ein aufbauendes Hormon. Es schleust Fett, Eiweißbausteine und Glukose (aus Kohlenhydraten) in Körperzellen ein, versorgt sie also mit diesen bedeutenden Rohstoffen. Damit nun möglichst viele solcher Nährstoffe zu den rund 70 Billionen Körperzellen gelangen können, erweitert Insulin auch gleichzeitig die Gefäße, damit über das Transportsystem der Adern mehr Blut fließen und das Gewebe mit Biostoffen versorgen kann.

Insulin erweitert also Arterien – wodurch der Blutdruck geringfügig absinkt. Und genau dies ist der Kippschalter vom Wachzustand in den Schlaf.

Unsere Abendmahlzeit sollte also aus Lebensmitteln bestehen, die dafür sorgen, dass die Bauchspeicheldrüse, das Pankreas, Insulin ausschüttet. Dies passiert, wenn wir Kohlenhydratreiches essen, wie zum Beispiel Gemüse, Kartoffeln, Reis, Vollkornprodukte. Wenn nun jemand seinem persönlichen Sandmännchen nachhelfen möchte, sollte er abends zu schnell löslichen Kohlenhydraten greifen, wie sie in poliertem Reis oder auch in hellen Weißmehlprodukten, bzw. auch in Zucker enthalten sind.

Ideale Mahlzeiten fürs Einschlafen sind:

- Kaiserschmarrn
- Pfannkuchen mit Marmelade, Honig oder Ahornsirup
- Apfel-Vanillereis mit Honig
- Honigmilch mit verquirlter Banane
- Butterbrötchen mit Honig
- Apfelstrudel mit süßer Sahne
- oder irgend eine andere Süßspeise

Schon beim Kauen merkt dann die Mundschleimhaut: »Aha, schnell lösliche Kohlenhydrate!« Diese Erkenntnis gibt sie in Form hormoneller Signale an die Bauchspeicheldrüse weiter. Bereits 20 Minuten später strömen immer mehr Glukose-Moleküle aus der Darmschleimhaut durch feinste wassergefüllte Kanälchen ins Blut. Hier werden sie fortan als Blutzucker bezeichnet.

Das Pankreas synthetisiert jetzt viel Insulin und pumpt es ebenfalls in die Blutbahn. In diesen Transportwegen nehmen die Insulin-Moleküle ihre winzigen Glukose-Geschwister an der Hand und schleusen sie in Körperzellen ein. Damit dieses System auch prächtig funktioniert, erweitert Insulin gleichzeitig die Gefäße. Auf dies Weise kann viel Blutzucker rasch in Zellen eingeschleust werden, denn das Gewebe ist auf die kleinen Kohlenhydratteilchen angewiesen. Vor allem, um Verbrennungsmotore, den Stoffwechsel in Schwung zu bringen. Glukose, bzw. Blutzucker, bereitet also den Weg zur Fettverbrennung. Es ist der erste Schritt der Lipolyse, des Fatburnings.

Weil Adern erweitert sind, und der Blutdruck deshalb geringfügig absinkt, kann das Sandmännchen eintreten.

Sachte, behutsam senkt es uns in den süßen, erholsamen Schlaf.

Fettzellen jubeln – endlich erleichtert!

BIOLOGISCH ABNEHMEN MACHT SPASS

Die 3 Programme:

1) 24-Stunden-Sprintprogramm

2) 7-Tage-Kur für raschen Gewichtsverlust

3) 30-Tage-Plan für den Weg zur Idealfigur

Jetzt die Schlankheits-Gene wecken, Stoffwechsel und Hormone in Schwung bringen mit naturbelassenen Lebensmittel aus dem Naturkostgeschäft, vom Biobauern oder aus dem Bioangebot im Supermarkt.

DAS 24-STUNDEN-SPRINTPROGRAMM

Morgens auf die Fußbodenwaage steigen und das Körpergewicht notieren.

Das Frühstück

Das erste Frühstück besteht aus einer kleinen Obstschüssel mit klein geschnittenen Früchten, Samen, Kernen und Nüssen. Diese aller erste Tagesmahlzeit ist ein absolutes Muss. Auf die warten unsere 70 Billionen Körperzellen schon seit etwa 4 Uhr früh, während wir noch tief schlafen. Die kleine Premiere unter den Tagesmahlzeiten liefert rund 150 Gramm nährstoffgesättigtes, belebendes Wasser, außerdem einen enormen Reichtum an Vitaminen, Spurenelementen, Mineralien, Glukose, Eiweiß und Fettsäuren.

Darauf reagiert der Stoffwechsel richtig euphorisch, denn jetzt kann er ausgetrocknete Zellen mit Nährwasser voll pumpen und dem Gewebe schon mal alle notwendigen Rohstoffe liefern, damit tüchtig Zellproteine, Enzyme und andere Vitalsubstanzen synthetisiert werden.

Etwa 20 Minuten nach einem solchen Frühstück strömt Blutzucker in die Transportwege im Kreislauf, wird von den Zellen gierig aufgenommen und in Mitochondrien zu Zellenergie verheizt. Nach etwa einer Stunde setzt die Fettverbrennung ein.

Dieses erste Frühstück ist obligatorisch, das ganze Jahr über. Früchte kann man ganz nach Belieben auswählen, am besten Saisonobst, Beeren, Birnen, Pfirsiche, auch Avocados. Garnieren darf man ebenfalls nach Belieben mit Sonnenblumenkernen, Kürbissamen, Sesam, Nüssen oder anderen Kernen oder Samen. Wer möchte, kann zwei Esslöffel Sahne oder Fruchtsaft darüber geben. Erlaubt ist auch das Süßen mit jeweils einem Teelöffel Ahornsirup oder Honig.

Das zweite Frühstück

Dies ist jetzt eigentlich das »richtige« Frühstück. Da gibt es den geliebten dampfenden Kaffee oder Tee (ohne Zucker, Sahne ist erlaubt). Dazu Vollkornbrötchen, Vollkornbrot, Pumpernickel, Knäckebrot mit Butter, Magerkäse, Quark. Auch kalter Braten, Roastbeef darf ebenfalls auf den Teller, garniert mit Gurken- und Tomatenscheibchen, Eischeibchen, Oliven, Pfeffer und Paprika.

Snacks

Jetzt nur keine Fehler begehen, die das ganze Fatburning zunichte machen. Immer daran denken: Meistens sind es die Zwischengerichte gegen den kleinen Hunger, die übergewichtig oder dick machen, wie Pizza, Mettwurstbrötchen, Schokolade, Nusshörnchen, Kartoffel-Chips, Salzstangen, Hamburger oder Sahnedesserts. Ideal dagegen:

- Bananen
- Datteln
- Feigen
- Trockenfrüchte
  (möglichst ungeschwefelt aus dem Naturkostladen)
- Obst
- Magerquark

Mittagessen

Kurz gegartes Saisongemüse aus dem Bioangebot. Dazu Biokartoffeln (mit Schale, die alle Vitamine und Spurenelemente enthält) oder Naturreis bzw. Vollkornnudeln als Kohlenhydratspender und damit man auch satt wird. Kein Fleisch, kein Hackfleisch, dafür etwas Fisch (Portionen: 60 bis 80 Gramm). Möglichst gar kein Salz verwenden, dafür mit Kräutern und Gewürzen schmackhaft machen.

Wer gezwungen ist, auswärts zu essen (in der Betriebskantine, dem Kaufhausrestaurant, dem ICE-Bistro, in der Autobahnraststätte oder auch irgendwo an einem Fast-Food-Stand), sollte seine Mahlzeit entsprechend zusammenstellen. Oder lediglich einen Salatteller essen und die Gemüsemahlzeit auf den Abend verschieben, um in den eigenen vier Wänden eine gesunde Biomahlzeit zuzubereiten.

Noch ein Tipp: zum Essen nichts trinken, da sind Magen und Darm enttäuscht, wenn die vielen schönen Vitamine, Enzyme, Pflanzenstoffe oder Mineralien in einem schwer trennbaren Nahrungsgemenge durch die Speiseröhre eintreffen. Lieber vorher oder nachher trinken, und zwar:

- Wasser
- Mineralwasser
- Frucht- oder Gemüsesaft (möglichst selbst gepresst, Handelsware ist oft extrem gesüßt oder gesalzen!)
- Kräutertee
- Milch
- Molke

Und was gibt es am Abend?

Nach 18 Uhr überhaupt nichts mehr. Vorher eine mittelgroße Rohkostplatte aus Biosaisongemüse, nach Belieben reich garniert, z. B. mit Lachsstreifen, Tofuwürfeln, Mozzarella-Scheibchen, Krabben, geräuchertem Forellenfilet oder Putenbruststückchen.

Außerdem sollte man vorher im Naturkostladen oder im Supermarkt schon mal gucken, was es außer Weiß- und Mischbrot, Brötchen oder Baguette sonst noch gibt: Vollkorntoast, Knäckebrot, Mehrkorn- oder Vollkornbrot bzw. -brötchen, Pumpernickel oder anderes Brot aus Roggenbackschrot.

Wer spätabends Hunger kriegt, darf dann noch mal ein paar Oliven essen, drei oder vier Datteln, zwei, drei Feigen oder auch eine Mini-Schale Mango mit Biojoghurt. Am nächsten Morgen ist die 24-Stunden-Sprintkur vorbei – und es geht wieder auf die Fußbodenwaage im Badezimmer. Die zeigt jetzt möglicherweise 200, 300, 400 oder mehr Gramm weniger an (je nach Übergewicht). So richtig jubeln braucht man deshalb noch nicht, denn verloren hat man im Wesentlichen Wasser, so genanntes Stoffwechselwasser, das freigesetzt wird, wenn Glukose (der Blutzucker) nachts zu Zellenergie verheizt wird. Zur Erläuterung: Jedes Glukose-Molekül bindet drei Moleküle Wasser, das natürlich an den Stoffwechsel zurückgegeben wird, nachdem die Glukose zu Zellenergie verheizt wurde.

Doch nun regt sich auch die Lipolyse, die Fettschmelze. Schon finden mehr und mehr Triglyzeride den Weg übers Blut zu den Körperzellen, in die Mitochondrien, wo sie ebenfalls als Rohstoff für mehr Energie verbrannt werden. Der erste Schritt auf dem Weg zur Idealfigur ist getan.

DIE 7-TAGE-KUR FÜR RASCHEN GEWICHTSVERLUST

Das erste Frühstück

An dem ersten Morgenimbiß des Tages, also der Mini-Mahlzeit, mit der der Alltag beginnt, ändert sich fortan nichts mehr. Diese kleine Obstschüssel ist absolutes Muss, denn sie liefert dem Organismus nährstoffgetränktes Zellwasser und einen wahren Schatz an Vitaminen, Mineralstoffen, Fettsäuren, Glukose und Eiweiß. Dadurch wird der Zellstoffwechsel in Schwung gebracht.

Zur Erklärung: Bei vielen übergewichtigen, dicken oder fettleibigen Menschen dümpelt der Stoffwechsel in einer kümmerlichen Rate von nicht mehr als 45 oder 50 Prozent dahin. Dies ist, als wenn man ein 240-PS-Auto immer nur mit 70 oder 90 Stundenkilometer über die Straßen bewegt. Da steckt wesentlich mehr drin, der Verbrennungsmotor ist wesentlich leistungsfähiger.

Das simple, aber effektive Rezept lautet: den Zellstoffwechsel mit Hilfe von biologisch angebauten und naturbelassenen Lebensmitteln auf 100 Prozent hochfahren – oder möglichst nahe an dieses optimale Limit heran. Dann wird Schwabbelfett von ganz allein verbrannt.

Das zweite »richtige« Frühstück

Darauf darf man sich wieder so richtig freuen, denn 70 Billionen Körperzellen melden schließlich neuen Appetit an. Jetzt gibt es wieder das herzhafte Kaffee- oder Teefrühstück mit Vollkornbrot oder -brötchen. Marmelade möglichst weglassen, die ist meist stark gezuckert und fördert nur die Dauersucht nach Süßem. Ahornsirup, Honig, Melasse eignen sich zum Süßen besser.

Das ideale »Biologisch abnehmen«-Frühstück sieht so aus:

- Scheibe magerer kalter Braten oder Räuchertofu
- hart gekochtes Ei
- sechs Oliven
- 50 Gramm Schafs- oder Ziegenkäse
- Gurken- und Tomatenscheibchen
- Paprika, Kümmel, Pfeffer

Da stecken sämtliche rund 70 Nährstoffe drin, die wir brauchen, um ohne weiteren Appetit über den Vormittag zu kommen. So genannte glukogene Eiweißbausteine werden 60 Minuten nach dem Frühstück in der Leber zu Glukose umgeformt, also zu Blutzucker. Ebenso die komplexen Kohlenhydrate im Vollkornbrot. So kommt es zu einem dauerhaften Zustrom von Glukose ins Blut, der Blutzuckerspiegel steigt auf ein gesundes Niveau. Dieser Blutzucker ist Energienahrung für Gehirn und Nerven, er macht mental fit und leistungsfähig. Außerdem kommt es nicht mehr zu dem quälenden Verlangen nach ein paar Rippen Milchschokolade oder den Schokoherzen unten in der Schreibtischschublade. Auch der typische Vormittags-Durchhänger, der oft auftritt, schlapp macht und von einen zu niedrigen Blutzucker herrührt, ist plötzlich weg.

Snacks

Jetzt muss man natürlich höllisch aufpassen, dass man das Fettgespenst nicht gleich wieder füttert und aufpäppelt. Immer daran denken: Es sind meist die Zwischen-Snacks gegen den kleinen Hunger, die dick machen. Es gibt aber auch lipolytische (Fett schmelzende) Snacks, die gleichzeitig sättigen und schlank machen. Ideal:

- Banane (überhaupt der beste Snack, lässt sich bestens im Handschuhfach oder der Handtasche mitnehmen)
- Trockenobst
- geraspelte Möhren mit Pflanzenöl, Zitronensaft, dazu Knäcke
- Studentenfutter
- Bohnensalat mit Stückchen Roastbeef oder Räuchertofu
- halbe Avocado, mit Zitronensaft und Pfeffer gewürzt
- Kräuterquark mit Vollkorntoast
- Pumpernickel mit Schafskäse und Mixed Pickles
- Gebratenes Tofu-Würstchen mit Senf, Knäckebrot
- Heiße Ofenbanane mit Ahornsirup und Roseinen
- Biojoghurt mit Melasse verquirlt, Vollkorntoast
- Halbes kleines Forellenfilet mit Meerrettich, Knäckebrot
- Mini-Krabbencocktail mit Ananasstückchen, Diät-Majonäse
- Scheibe magerer Schinken mit Melone, Vollkornbaguette
- Dickmilch mit Feigen- oder Mangostückchen

Mittags

Nach Möglichkeit frisches Gemüse aus dem Bioangebot, nur kurz in minimal gesalzenem Wasser garen. Im Supermarkt also nicht immer gleich hastig den Gitterwagen nach hinten zur Fleisch- und Wursttheke schieben, sondern mal länger vorne am Gemüsestand verweilen. Gemüse liefert die Vitamine und Mineralstoffe. Kohlenhydrate sättigen, die entsprechenden Beigaben sind Natur- bzw. Wildreis, Vollkornpasta (z. B. Dinkelnudeln), Kartoffeln (ideal: Biokartoffeln mit den nährstoffreichen Schalen), Mais, Süßkartoffeln.

Abendessen

Hier gilt die Regel: Was vor 18 Uhr konsumiert wird, macht schlank, was nach 21 Uhr verzehrt wird, macht eher übergewichtig. Auf gesättigte Fettsäuren (Fleisch, Hackfleisch, Wurst, fetter Käse) möglichst verzichten, Fisch ist ohnehin gesünder. Mageres Hähnchen oder Putenfleisch eignet sich als Eiweißspender.

Vorsicht allerdings mit Geflügelhaut, der Cholesterin-Bombe Nr. 1. Haut ist immer angereichert mit cholesterinhaltigen Zellen, in denen auftreffende Photonen (Sonnenstrahlen) die Synthese des lebensnotwendigen Vitamins D stimulieren, das aus Zellkernen heraus Schlankheitsimpulse aktiviert. Geflügelhaut ist nun mal sehr dick, weil da ja die Federn drin stecken und Halt haben müssen. Die Haut von so einem knusprigen Grillhendl ist also extrem cholesterinreich, aber auch verführerisch, da kann man kaum widerstehen. Wer freilich ohnehin schon erhöhte Cholesterin-Werte hat, muss unbedingt darauf verzichten. Schon eine halbe Stunde nach dem Verzehr können die Cholesterin-Werte um 30 Punkte oder mehr ansteigen.

Und was darf man trinken?

Natürliche Getränke sind Wasser, Mineralwasser, Fruchtsaft, Gemüsesaft, Milch, Molke, Kefir, Apfelschorle. Ebenfalls gesund ist Kräutertee. Kaffee verengt die Gefäße, drosselt den Nährstofftransport zu den Zellen, deshalb müssen es also keine sechs oder acht Tassen Kaffee am Tag sein. Ähnliches gilt für schwarzen Tee.

Nicht übertreiben darf man es mit alkoholischen Getränken. Scharfe Spirituosen wie Whisky, Wodka, Korn, Likör usw. lieber gar nicht erst lange aus dem Schrank holen. Gut verträglich sind Bier (bis zu maximal einem Liter pro Tag) und Wein (nicht mehr als höchstens ein halber Liter).

Wer eine Woche lang konsequent bei dieser Ernährung bleibt, macht seinen Zellen eine Riesenfreude. Das Fatburning gerät jetzt schon mächtig in Schwung. Denn der Stoffwechsel läuft spätestens nach dem vierten Tag auf vollen Touren. Da darf man schon mal den Taschenrechner zu Hilfe nehmen: Wenn jede einzelne von 70 Billionen Körperzellen pro Tag nur 1.000 Triglyzeride zusätzlich zu Energie verheizt, kommen 70 Billiarden solcher Fettmoleküle zusammen. Die waren vorher im Bauch- und Hüftspeck – und sind jetzt verschwunden. Die Bodenwaage liefert den Beweis.

30-TAGE-PLAN FÜR DEN WEG ZUR IDEALFIGUR

So geht es nun konsequent weiter, bis die alten Hosen und Röcke wieder passen. Das Prinzip bleibt gleich: Wir ernähren uns so, wie es uns die Neandertaler vor 70.000 Jahren vorgemacht haben. Mit naturbelassenen Lebensmitteln, garantiert auf unbelasteten Böden gewachsen.

Das erste Frühstück

Da ändert sich nichts: Als erstes kommt morgens eine kleine Obstschüssel auf den Tisch. Die muss gar nicht mal umfangreicher sein als eine große Tasse. Wenn ab und zu gar keine Zeit bleibt, weil man verschlafen hat und den Bus oder die U-Bahn noch rechtzeitig erreichen muss, genügt es auch, wenn man die gelbe, gebogene Frucht der Bananenstaude einsteckt und zwischendurch entschält. Schmeckt gut, macht satt und ist gesund.

Das zweite »richtige« Frühstück

Auch hierfür gilt das gleiche wie beim 24-Stunden-Programm und bei der 7-Tage-Kur. Dampfender Kaffee -und dazu Gesundes nach Belieben.

Snacks

Auch bei den Zwischengerichten gegen den kleinen Hunger gilt: nichts Süßes, nichts Fettes, dafür Feigen, Datteln, Bananen, Nussmischungen, Trockenobst, Magerquark, Kefir oder Dickmilchprodukte usw., außerdem Tofu, mageres Fleisch, Hähnchenfleisch, Pute, Fisch und Krabben.

Mittags

Die eigentlichen Schlankmacher im übervollen Angebot der Natur sind Gemüse und Hülsenfrüchte. Die sollten Hauptbestandteil der Mittagsmahlzeit sein. Nicht nur Beilage, wie es bislang stets der Fall ist. Auf die Frage: »Was gibt es heute?« wird ja immer erst mal Fleisch, Fisch oder Geflügel genannt. Erst an zweiter Stelle folgt das Gemüse, das aber viel gesünder ist und eigentlich auf jeder Speisekarte an erster Stelle genannt werden sollte.

Wer sich im Bioangebot im Supermarkt oder im Naturkostladen Zeit nimmt und mit Liebe und Interesse umguckt, findet eine Fülle pflanzlicher Nahrungsmittel, die allesamt geeignet sind, Fettpolster abzuschmelzen:

- Schwarzwurzeln
- Kohlrabi
- Sellerie
- Fenchel
- Rote Bete
- Artischocken
- Kohl
- Mangold
- Spinat
- Brokkoli

- Spargel
- Zucchini
- Mais
- Bohnen
- Erbsen
- Linsen
- Sojabohnen
- Paprika
- Tomaten
- Kürbis
- Melonen
- Auberginen
- und vieles mehr

Wenn man wenig oder vielleicht auch gar kein Salz verwendet, entdeckt man auch wieder den wundervollen Reichtum an Geschmacksnuancen. Dann fällt es leicht, zwei, drei oder vielleicht auch vier vegetarische Tage in der Woche einzulegen. Für das Abendessen gilt generell: möglichst früh einnehmen. Wenn es irgendwie geht, nicht später als 19 Uhr.

Alles andere besorgt das genetische Schlankheitsprogramm, das in den Zellen eingemeißelt ist. Bis zu 40 Prozent schneller schlank – dies ist keine Utopie. Biologisch abnehmen macht dann auch richtig Spaß...

ENDLICH EINE SCHLANKHEITSKUR, DIE GESUND IST UND HILFT!

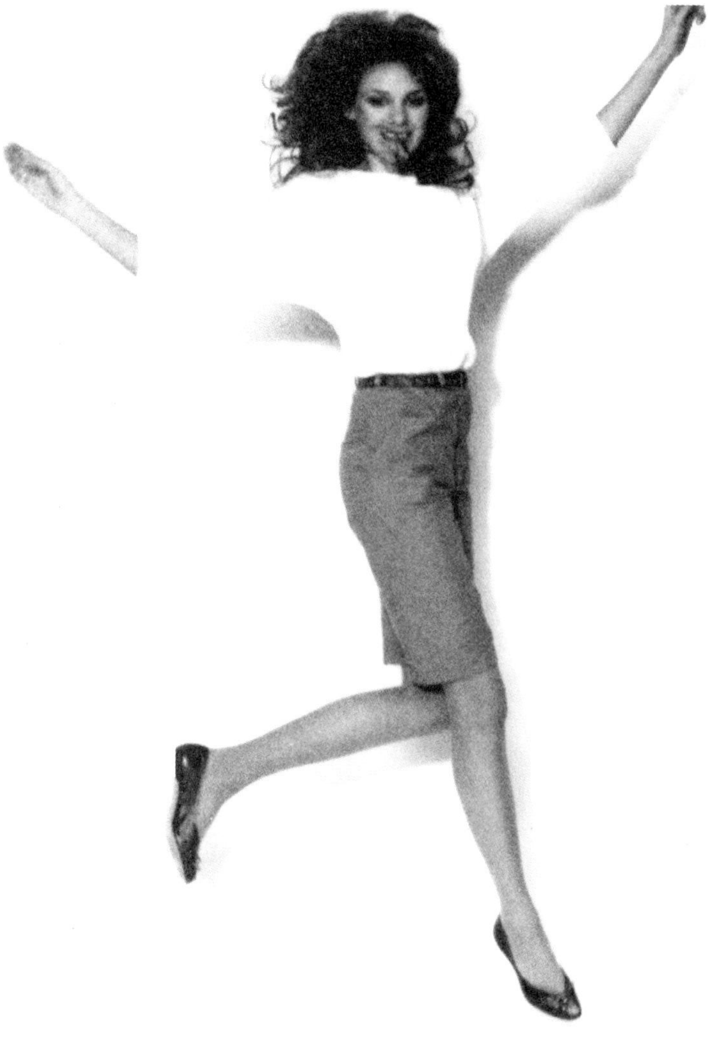